2483
CR

LES APPLICATIONS

DE

L'ANTHROPOLOGIE

CRIMINELLE

A LA MÊME LIBRAIRIE

ÉVREUX, IMPRIMERIE DE CHARLES HÉRISSEY

LES APPLICATIONS

DE

L'ANTHROPOLOGIE

CRIMINELLE

PAR

CESARE LOMBROSO

Professeur de Psychiatrie et de Médecine légale
à l'Université de Turin.

Avec 9 figures dans le texte.

PARIS

ANCIENNE LIBRAIRIE GERMER BAILLIÈRE ET Cie

FÉLIX ALCAN, ÉDITEUR

108, BOULEVARD SAINT-GERMAIN, 108

1892

PRÉFACE

Je n'étais, encore, qu'aux dernières lignes de mon ouvrage : les *Nouvelles recherches de Psychiatrie et d'Anthropologie criminelle*, et j'ai dû me convaincre avec regret que je dépassais les limites fixées par mon éditeur à cette publication. Force m'a donc été de scinder mon sujet et de réunir dans un second volume que je présente aujourd'hui au public les applications littéraires, pénitentiaires et médico-légales de l'*Anthropologie criminelle*, applications que nous devons à Du Hamel, Tarde, Sighele, Ferri, Le Fort, Frassati, Garofalo, Drill, Nathan, Zola, Dostoiewski, Onanoff, Blocq, Brookway, Winter, Sergi, Gaudenzi, Mosso, Anfosso, Benedikt, Bertillon, Nicomède, Ryckiere, Latischew.

Ce livre sera, en même temps, une nouvelle réponse à ceux qui nous reprochent de rester toujours dans les nuages, sans pouvoir descendre dans le monde pratique et juridique. — Il ne serait pas, à vrai dire, bien extraordinaire qu'une science aussi nouvelle n'eût pas trouvé, de prime abord, des applications. Le plus grand historien et peut-être le plus grand psychologue de l'Europe, M. Taine, a bien écrit qu'il n'est pas nécessaire que le vrai soit utile. C'est qu'il faut posséder les instruments, les avoir bien aiguisés, et savoir les manier avant de les employer avec avantage ; et il faut bien se souvenir qu'un siècle s'est presque écoulé depuis l'invention de la pile de Volta jusqu'à son application au télégraphe, aux dynamos, etc. Nous ne serions donc pas honteux que nos théories ne fussent pas encore utilisables dans la pratique. Cependant, nous allons montrer dans ce livre les applications de l'*Anthropologie criminelle*, les points les plus éloignés, dans le champ littéraire par exemple, dans celui de la pratique pénitentiaire et du droit pénal (1) qui, déjà, commence à sentir le souffle de la réforme et à changer de direction.

Et comme il y a toujours dans le monde des Wagner, qui ne croient pas une science sérieuse, si elle n'est pas bourrée de chiffres et d'instruments compliqués, lesquels tiennent lieu, pour les laïques, des anciennes formules hiératiques, nous compléterons nos études par une brève description des instruments que nos collègues Gaudenzi, Mosso, Anfosso et Benedikt ont récemment inventés pour rendre faciles, même aux profanes, les mesures anthropologico-criminelles et psycho-physiques

C. LOMBROSO.

Turin, 1er novembre 1891.

---

(1) Dans la 2ª édition de l'*Uomo delinquente*, V. partie de l'*Incremente des delitle in Italia*, j'ai déjà donné les applications pénitentiaires, pédagogiques, etc.

LES APPLICATIONS

DE

L'ANTHROPOLOGIE CRIMINELLE

CHAPITRE PREMIER

APPLICATIONS PRATIQUES JUDICIAIRES ET MÉDICALES

I. — Le type chez les anarchistes. — Une des applications, peut-être plus pratique de l'anthropologie criminelle, est celle qui résulte de l'examen de la physionomie du criminel politique. Elle fournit, en effet, à l'étude du crime politique, certaines bases qui semblaient jusqu'ici se dérober à toutes les recherches, à tous les efforts des juristes, qui en étaient réduits à nier l'existence du crime politique (Power) ; elle semble aussi nous donner le moyen de différencier la vraie révolution, toujours féconde et utile, de l'émeute, de la rébellion, qui demeurent toujours stériles.

Il est un fait, tout à fait établi pour moi et dont j'ai donné les preuves dans mon *Crime politique* (1), c'est que les vrais révolutionnaires, c'est-à-dire les initiateurs des grandes révolutions scientifiques ou politiques, qui provoquent un vrai

---

(1) V. vol. II, Paris, 1892. F. Alcan, chap. xv.

progrès dans l'humanité, sont presque tous des
génies ou des saints, et qu'ils ont tous une physionomie merveilleusement harmonique; il suffit
de regarder les planches de mon *Crime politique*
(Pl. VI.). Quelles nobles physionomies ont Paoli,
Fabrizi, Dandolo, Moro, Mazzini, Charlotte Corday, Orsini, Garibaldi, Gambetta, Marx, Lassalle
et tous les martyrs chrétiens! En général, on
constate chez eux un front très ample, chez les
hommes une barbe très touffue, un œil très
doux et très grand; quelquefois on rencontre la
mâchoire très développée, mais jamais hypertro-
phique; quelquefois enfin la pâleur du visage
(Mazzini, Bruto, Cassio); mais, presque jamais,
ces caractères ne se réunissent dans le même
sujet jusqu'à constituer ce que j'appelle le type
du criminel.

Dans une étude que j'ai faite sur 321 de nos
révolutionnaires italiens (révoltes contre l'Autriche, etc.), presque tous mâles (il y avait 27
femmes sur 100 hommes); la proportion du type
criminel a été de 0,57 p. 100, c'est-à-dire bien
moindre que chez les hommes normaux où elle
est de 2 p. 100.

Sur 30 nihilistes célèbres, 18 ont une physionomie très belle, 12 présentent quelques anomalies isolées, 2 seulement ont le type criminel
(Rogagiew et Oklasdky), c'est-à-dire 6,8 p. 100.

Eh bien! si, des martyrs d'une grande idée
politique ou religieuse, tels que les martyrs chrétiens, on passe aux régicides, aux présidenti-
cides, tels que Fieschi, Guiteau, Nobiling et aux
fauteurs des carnages politiques de 1789, tels
que Carrier, Jourdan, Marat, on trouve chez

tous, ou presque tous, le type criminel (TAINE).

Et ce type se répète avec fréquence chez les communards et chez les anarchistes. Sur 50 photographies de communards, j'ai trouvé le type criminel dans la proportion de 12 p. 100; le type des fous chez 10 p. 100. Sur 41 anarchistes de Paris, que j'ai étudiés à la préfecture de police de Paris, chez M. Bertillon, la proportion du type criminel était de 31 p. 100.

Dans l'affaire du 1er mai 1891, j'ai pu étudier 100 anarchistes de Turin. J'ai retrouvé chez eux le type criminel dans la proportion de 34 p. 100, tandis que chez 280 criminels ordinaires de la prison de Turin, cette proportion était de 43 p. 100.

Il y avait :	Criminels politiques.	Criminels ordinaires.
Plagiocéphalie exagérée	11 p. 100	21 p. 100
Asymétrie faciale	36 —	60 —
Anomalies du crâne (ultra-brachicéphalie, etc.).	15 —	44 —
Mâchoire très volumineuse. . . .	19 —	29 —
Zygomas exagérés.	16 —	23 —
Sinus frontaux énormes	17 —	19 —
Les dents anomales	30 —	20 —
Anomalies des oreilles.	64 —	75 —
Anomalies du nez.	40 —	57 —
Anomalies dans la coloration de la peau.	30 —	8 —
Anciennes blessures.	10 —	26 —
Tatouage.	4 —	10 —
Anomalies névro-pathologiques. .	8 —	26 —

Parmi ces 100 individus arrêtés le 1er mai 1891, 30 p. 100 étaient récidivistes pour crimes communs; pour les autres, la récidive s'élevait à

50 p. 100. De vrais habitués de la prison, il y en avait 8 parmi les premiers, 20 parmi les derniers.

Grâce au Dʳ Carus et à la direction de l'*Open Court* qui m'ont envoyé bien des documents curieux, grâce aussi à l'ouvrage très spécial, mais riche en faits, de Shaak, *Anarchie and Anarchistes* (Chicago, 1889), j'ai pu étudier les photographies de 43 anarchistes de Chicago et j'y ai trouvé presque la même proportion : 40 p. 100 du type criminel; c'étaient, parmi ceux-ci, Dieneks, Potosuki, Cloba, Seveski, Stimak, Sugar, Micoland, Nina van Zands, Lieskre, Lingg, Oppenheim, Engel et sa femme, Fielden, G. Lehm, Thiele, Most, qui présentaient ce type. Je signale surtout chez Potosuki, Sugar et Micoland, l'asymétrie faciale, mâchoire énorme, sinus frontaux, les oreilles en anse; les mêmes caractères (sauf l'asymétrie) se retrouvent chez Seveski et Novak. Fielden a le nez retroussé, la mâchoire énorme; Most a l'acrocéphalie et l'asymétrie faciale.

Une physionomie au contraire très belle est celle de Marx, avec le front très ample, les cheveux et la barbe touffus, les yeux doux; Lassaile, Hermann, Schwabe, Neebe, Schnaubelt. Waller, Seeger ont aussi de belles physionomies.

En étudiant à part les chefs anarchistes de Chicago, on trouve pourtant chez tous une anomalie, du reste très fréquente chez les hommes normaux, c'est-à-dire les oreilles sessiles, sans lobule, et plus développées que chez les sujets normaux (hormis chez Spies). Elles sont aussi à anse chez Lingg, Fischer et Engel; la mâchoire est très développée chez Lingg, Spies, Fischer et

Engel; tous ont toutefois le front beau et ample des grandes intelligences.

Lorsque je dis que les anarchistes de Turin et de Chicago ont avec fréquence le type criminel, je n'entends pas dire que les criminels politiques, même les anarchistes les plus violents, soient de vrais criminels; mais ils ont bien souvent ces caractères dégénératifs communs aux criminels et aux fous, parce qu'ils sont des anormaux, des héréditaires; en effet, le père de Booth s'appelait lui-même Junius Brutus, et on lui avait donné le nom d'un révolutionnaire, Wilkes (voir REGIS, *les Régicides*, Lyon, 1790). Les pères de Guiteau et de Nobiling, et la mère de Staps étaient des fous religieux, et Staps lui-même, comme Ravaillac et Clément, a eu des hallucinations.

Dans les autobiographies du *Vorboten*, je trouve que Pearson avait une mère méthodiste, très fanatique, et que son père joua un grand rôle dans le mouvement de tempérance de la Louisiane. Toute la famille Pearson, depuis un siècle, prit part à tous les mouvements révolutionnaires. Un Tompkin, parent de sa mère, avait pris part à la bataille de Brandiron et de Monmouth; un général Pearson servait pendant la révolution de 1776; un capitaine Pearson assistait à la bataille de Bunhers Hill.

Le père de Lingg a souffert d'une commotion cérébrale.

Le père de Fielden, ouvrier, mais aussi grand orateur, était un des agitateurs dans la question des ouvriers en Angleterre; il a été un des fondateurs de la « Consumers Cooperation Society » et de la Société des Old-Fellows. Le père, les frères et le grand-père de Padelewski ont pris part aux émeutes polonaises, et presque tous furent fusillés ou moururent dans des prisons d'Etat.

Cette influence héréditaire se retrouve aussi dans la plupart des frères co-inculpés de Chicago : les deux Spies, les deux Lehm, etc.

On sait que parmi les anarchistes, il est des brigands et des voleurs (tels que Pini, Kammerer, Gasparine). Booth avait pour complice Payne, un vrai meurtrier de profession, et Orsini eut pour complices deux voleurs.

Toutefois il faut noter que l'anomalie héréditaire, si elle provoque une anomalie dans le sens moral, supprime aussi le misonéisme, cette horreur du nouveau, qui est presque la règle générale de l'humanité ; elle en ferait ainsi des novateurs, des apôtres du progrès, si l'éducation trop grossière et la lutte avec la misère, dont tous les anarchistes de Chigago, hormis Pearson, ont été les victimes, n'en faisaient des ratés et des rebelles, les empêchant de comprendre que l'humanité, comme tout autre partie de la nature, ne peut pas progresser au galop.

Spies, seulement à sa dernière heure, s'aperçoit que l'humanité est misonéique, *esclave de l'habitude*, et il le dit en citant les vers allemands : « *A mon grand émerveillement*, j'ai dû comprendre que la grande masse des hommes est routinière, et appelle l'*usage* sa nourrice. »

Evidemment, s'il avait compris cela tout d'abord, il n'aurait pas été anarchiste. Celui qui étudie comme moi les travaux des fous constate qu'un de leurs caractères est l'originalité, tout à fait comme pour les génies; seulement, l'originalité des fous, et des fous moraux aussi, c'est-à-dire des criminels-nés, est presque toujours absurde, inutile, et même dangereuse. Et telle est bien souvent l'œuvre des anarchistes.

Mais c'est pour cela aussi que moi, qui pourtant suis partisan à outrance de la peine de mort, je ne puis approuver la fusillade des communards et la pendaison des chefs de l'anarchie de Chicago. Je trouve très nécessaire de supprimer les criminels-nés, lorsqu'on voit que, nés pour le mal, ils ne peuvent faire autre chose que du mal, et que leur mort épargne ainsi beaucoup de vies d'honnêtes gens. Mais c'est bien différent ici, où le type criminel est du reste moins fréquent que chez ces criminels-nés (voir ci-dessus).

Ici, il faut considérer aussi l'état très jeune de presque tous (Lingg, 20 ans; Schwab, 23 ans; Neebe, 37 ans), car, à cet âge, on a le maximum d'audace et de misonéisme, et je me souviens d'un grand nihiliste russe, qui me disait que celui qui n'est pas, en Russie, nihiliste à vingt ans et ultra modéré à quarante ans, n'est qu'un sot.

Ici, si le penchant au mal existe dans une proportion plus grande que chez les honnêtes gens, il prend toutefois une route altruistique, et tout à fait opposé à celle des criminels-nés. Il exige l'indulgence et la pitié.

Ce penchant, en s'associant au besoin du nouveau, qui est aussi anormal dans l'humanité, s'il était bien canalisé et non dérouté par la misère, pourrait devenir d'un grand avantage pour l'humanité. Il pourrait lui tracer des routes nouvelles, et, dans tous les cas, lui être utile pratiquement.

1.

Un criminel-né, dans une prison perpétuelle, tuera quelque geôlier; dans une colonie, il s'alliera avec les sauvages et ne travaillera jamais, tandis que les criminels politiques, dans une colonie, deviendront des pionniers, plus utiles souvent même que les honnêtes gens, médiocres en tout, même dans le bien.

Louise Michel (cet 'unique exemple que je connaisse de *mattoïde* femme) avait reçu le surnom d' « Ange rouge » en Calédonie, tant elle s'y montrait charitable infirmière.

A mon avis, on ne doit pas appliquer la peine de mort au crime politique. Une idée ne s'étouffe pas avec la mort de ses fauteurs; elle gagne, au contraire, à leur martyre, si elle est bonne, comme c'est le cas dans les grandes conspirations ou révolutions. Si l'idée est mauvaise, elle reste stérile, comme chez les anarchistes. Comme on ne peut porter un jugement définitif sur un grand homme pendant sa vie, de même une génération ne peut pas, dans sa vie éphémère, juger avec certitude de la fausseté d'une idée (quelle qu'elle soit), et, par conséquent, elle n'est pas en droit d'infliger une peine aussi radicale que la peine de mort à ses fauteurs.

Mes études sur les anarchistes de Chicago sont confirmées par ce qu'on connaît jusqu'ici de Ravachol et ses complices.

Ce qui frappe à première vue dans sa physionomie, c'est la bestialité. La face, qui présente une asymétrie bien marquée, se distingue par une sténocrotaphie énorme et par l'exagération des arcs sourciliers; nous trouvons ensuite le nez assez fortement dévié vers la droite, les

oreilles en anse et implantées à des hauteurs
différentes et enfin la mâchoire inférieure pesante,
carrée et prognathe qui achève de donner à cette

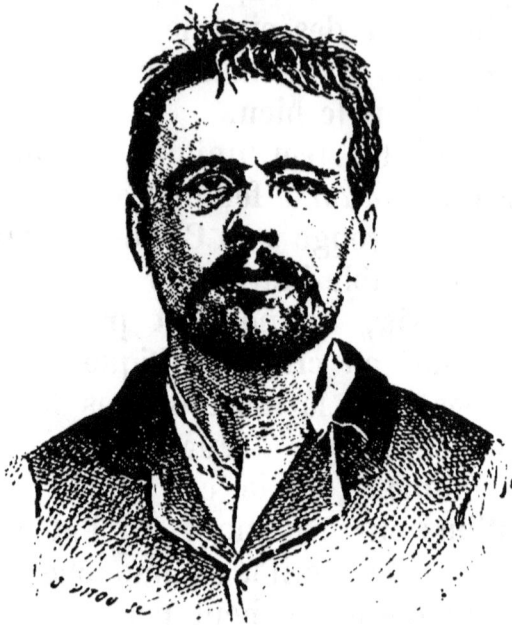

Fig. 1. — Ravachol.

tête les caractères typiques de mon criminel-né.

Il faut ajouter un défaut de prononciation que
l'on considère comme un signe fréquent de dégénérescence.

Quant à sa psychologie, elle répond en tous
points aux lésions anatomiques. Elève de l'école
primaire jusqu'à l'âge de quinze ans, il en sort à
peu près illettré et inapte à pratiquer les divers
métiers pour lesquels on l'embauche. Il fainéan-
tise, il vole et fabrique de la fausse monnaie, il
déterre un cadavre pour le dépouiller de ses
bijoux. Puis il tue un vieil ermite de quatre-vingt-
dix ans pour s'emparer de son argent.

C'est vers cette époque également qu'il voulut tuer sa mère et abuser de sa sœur.

L'hérédité morbide ne lui fait pas défaut ; son grand-père (*Konigstein*) et son arrière-grand-père sont morts sur l'échafaud, coupables de meurtres, d'incendies, etc. — Simon, son complice, n'a pas un passé aussi terrible, mais il est très jeune encore et toute sa physionomie rappelle le type criminel ; il a les oreilles en anse, l'asymétrie du visage et le prognatisme.

II. — TYPE DE CRIMINEL-NÉ. — Une application encore plus directe, plus pratique est celle qui fait servir la connaissance du type à la révélation de l'auteur d'un crime ; le type fournit, en effet, un indice d'autant plus précieux qu'aucune dissimulation ne peut l'altérer et qu'il se conserve pendant toute la vie et même après la mort. C'est ainsi que nous avons pu, d'après le crâne, juger du type criminel de Sésostris, qui était presque un être mythologique, et trouver des caractères dégénératifs dans la tête de Charlotte Corday, qu'on doit admirer pourtant comme une héroïne. Et c'est justement parce que ce type n'existe pas chez tous les criminels, mais seulement, en grande majorité (95 p. 100, il semble), chez les criminels-nés, qu'il donne, lorsqu'il s'associe aux anomalies fonctionnelles et psychiques, la presque certitude du penchant au crime, — et même celle du crime accompli. J'en ai déjà, dans ma pratique, recueilli un bon nombre (1).

(1) *Scuola positiva*. Mai 1892. *Archivio di Psichiatria*, 1887, 89, 92.

Mme R..., gentille personne, bonne ménagère, sans précédents anormaux, fut projetée un jour de la fenêtre d'un troisième étage. Pendant la chute, elle jeta un cri terrible ; on ne put croire du reste à un suicide, car elle avait toujours été très rangée. Elle avait une physionomie très normale, aucune hérédité morbide ; souvent maltraitée par son époux, elle lui pardonnait et pleurait.

Au contraire, R..., son mari, qui avait eu des convulsions épileptiques et des vertiges, et qui présentait des anomalies dégénératives en très grand nombre, fut soupçonné de l'avoir jetée par cette fenêtre. Il présentait l'appendice lémurien de la mâchoire, l'oreille sessile, le bicromatisme de l'iris, l'oxicéphalie, les sinus frontaux développés, pas de barbe, une sensibilité dolorifique très obtuse (2,4^mm à droite, 3,0 à gauche), la sensibilité gustative très obtuse (6 et 7 de la solution strychnique), une précocité sexuelle énorme (à l'âge de huit mois il avait eu des érections qui avaient nécessité son sevrage) ; on remarquait aussi en lui une agilité extraordinaire, des terreurs nocturnes, une intelligence moyenne, mais avec des absences, et l'incapacité de fixer son attention ; son affectivité était très obtuse ; il disait adorer sa mère et il la battait ; il avait presque entièrement dévoré son patrimoine avec une fille, que maintes fois il menaça de son revolver, et sa femme avait été plusieurs fois maltraitée par lui, même le jour de sa mort ; ce jour même il lui avait écrit en lettres très grandes : « Tu ne m'aimes même plus. » Il avait, quelques jours auparavant, menacé de la jeter dans un abîme.

Au jour et à l'heure de la mort de sa femme,

après une querelle, il était entré avec elle dans sa chambre. Quand elle fut tombée sur le pavé, il sortit, et bien que sachant l'état dans lequel elle était réduite, il ne se retourna pas pour la soigner, et rentra aussitôt dans sa maison, en protestant qu'il ne savait rien. Plus tard il prétendait qu'elle s'était jetée du balcon après lui avoir dit : *Si tu continues ainsi, je me tue*, et que pour toute réponse, il lui avait dit : *Si c'est ainsi, fais-le*. En prison, son poids augmenta en quelques jours de quatre kilogrammes; il parla cyniquement de ses amours avec sa femme. Sorti de prison (en liberté provisoire), il se promena dans les rues comme si de rien n'était, et un beau jour s'enfuit avec une jeune fille qu'il avait violée.

Je conclus de ces faits que c'était lui qui avait jeté sa femme par la fenêtre, et je démontrai que l'hypothèse d'un suicide était inadmissible.

Besson, voleur déjà renommé, avait été arrêté, accusé d'un vol de 10,000 francs, pratiqué par la méthode du manchon (mains artificielles qu'on met en évidence, pendant que l'on travaille avec les vraies mains) dans un wagon. En prison et refusait les aliments qu'il disait empoisonnés, il criait contre des ennemis imaginaires. Soupçonnant la simulation, je le soumis au plétismographe et à l'hydrosmographe de Mosso; comme il y avait une réaction très grande d'abaissement, lorsque je lui disais que les juges allaient entrer dans sa chambre, et comme dans les urines il n'y avait aucun changement comparativement aux jours où il était tranquille, je conclus à la simulation. Mais il y eut plus. Je savais qu'il avait commis deux autres vols d'argent dans une maison, grâce à un faux passeport qu'il avait fabriqué et qu'on avait trouvé. Or, en renouvelant les épreuves avec le plétismographe je n'observai aucune réaction lorsque je lui parlais du vol au manchon, tandis qu'une grande réaction se produisait lorsque je l'entretenais des autres vols. J'en conclus tout de suite qu'il n'avait pas commis le premier crime dont il était accusé, mais bien les deux autres, et je l'écrivis au juge. Celui-ci fut émerveillé de voir confirmées par des documents officiels mes conclusions.

Gallucci Marie, d'un âge très avancé, fut trouvée morte dans son lit, la tête sous l'oreiller et le nez ensanglanté. L'autopsie révéla les signes d'une violente asphyxie.

Elle avait deux fils intéressés à sa mort, puisqu'ils étaient ses héritiers et parce qu'ils voulaient l'empêcher de placer sa fortune en viager, ce qu'elle désirait faire en ce moment. Le soir du meurtre, des voisins avaient vu le fils aîné, Michel, entrer dans sa maison.

Or, de l'examen anthropologique que je fis des deux frères, il résulta que le cadet, Félix (qui n'avait, d'autre part, commis aucun crime et était seulement soupçonné de braconnage), ne présentait aucun signe des caractères criminels; au contraire, Michel avait des mâchoires démesurées, les sinus frontaux développés, l'obtusité dolorifique, les lèvres supérieures très minces, tact obtus, 4,0 à droite, 2,0 à gauche, sans doute avec gaucherie sensorielle. La capacité du crâne était supérieure à la normale, 1620 c. m. c. Il affectait un grand cynisme dans ses réponses. Je déclarai, donc, qu'avec la plus grande probabilité, des deux frères, le plus soupçonné devait être Michel. En effet, il résulta des dépositions faites au procès que celui-ci avait été trois fois emprisonné pour coups et blessures ; peu de jours auparavant, en badinant avec une jeune fille, il lui avait serré le cou, en lui disant : *Ne boude pas trop avec moi, car ce n'est rien pour moi de tuer un homme et de l'étrangler comme je l'ai fait de ma mère.* C'était la vantardise imprévoyante du criminel ; ensuite, il la menaça de la tuer si elle parlait de cela. On put constater aussi que, dans un contrat récent, il avait fait insérer une clause de dégagement pour le cas d'emprisonnement qui eut lieu, en effet, quelques jours après.

Félix fut acquitté. Michel fut condamné, et avoua ensuite son crime. Ici les données anthropologiques avaient devancé de beaucoup les témoins oculaires.

III. Codes. — On nous reproche de ne pas avoir fait triompher nos idées dans le nouveau code italien, et c'est vrai, mais ce n'est pas étonnant dans un pays où toutes les idées nouvelles, politiques, économiques, scientifiques, ont de la peine à pénétrer, — où l'on naît classique, académicien presque autant qu'en France. — Mais, peut-être, ne sait-on pas à l'étranger, que les seuls savants qui aient vu tout de suite et aient signalé les fautes du nouveau code ont été les anthropologistes criminels, ce qui montre un autre côté des applications de notre science (1).

(1) *Troppo Presto* de Lombroso, 1889. *Appunti al nuovo codice* par Lombroso, Ferri, Garofalo ; Balestriani, Olivieri, Rossi, Torino-Bono, 1890. — *Majno, Commenti, al nuovo codice*, Verona, 1891-92.

Ce nouveau code est le résultat de près de trente années d'études théoriques des meilleurs criminalistes italiens. Aussi sembla-t-il une merveille juridique quand il fut publié; mais c'était un ouvrage théorique, dans lequel on avait étudié le crime sans étudier, même de loin, le criminel, sans même tenir compte des observations pratiques les plus assurées.

Il a bien, pour cela, reçu les louanges unanimes des criminalistes théoriciens de toute l'Europe, mais une seule semaine d'examen a suffi aux anthropologistes criminalistes pour en montrer les défauts. On a vu tout de suite combien était absurde, dans un pays aussi accidenté géographiquement que l'Italie, l'unification des peines et des crimes dont on lui faisait un mérite. C'est une absurdité, par exemple, que de frapper d'une même peine, un crime contre les mœurs dans les pays insulaires, où ils sont très fréquents, et dans les pays du nord, où ils sont une exception. Bien pire était l'unification de l'action criminelle, sans tenir compte des habitudes et des intentions des criminels. On frappait ainsi des personnes honnêtes entraînées par une grande passion, même noble, de la même peine que des gens foncièrement mauvais; on frappait énormément, et au grand avantage des avocats, les petits crimes, tandis qu'aux grands coupables on accordait toutes les atténuations. On multipliait les petites peines, et on abolissait la peine qui seule peut sauvegarder les sociétés des criminels-nés, la peine de mort, etc.

Après trois années, l'opinion publique a donné raison à toutes ces critiques.

CHAPITRE II

TRANSPORTÉS. — RELÉGATION COLONIALE RÉFORMES

Mais nous allons voir un exemple encore plus pratique de l'application de nos études aux systèmes pénitentiaires. Rien ne prête plus aux illusions que les systèmes pénitentiaires et cela d'autant plus que leurs résultats sont chiffrés et catalogués.

Ainsi, à commencer par la déportation française, elle paraît, à première vue, la meilleure panacée contre les crimes les plus graves, et à lire les chiffres officiels, on le croirait encore très bien.

Lisons, par exemple, le rapport de M. Pardon, gouverneur de la Nouvelle-Calédonie sur la situation de l'administration pénitentiaire en 1891 :

« Le service de la transportation a mis, le 1er février 1890, à la disposition du service local, 1,200 condamnés pour les travaux des routes.

« Cette mesure a coïncidé avec la suppression des fermes pénitentiaires et la diminution, dans une notable proportion, de l'effectif du personnel transporté employé dans les ateliers de l'administration pénitentiaire.

« On a pu mettre également un grand nombre
de condamnés à la disposition des habitants de
la colonie, dans les conditions de l'arrêté local du
18 octobre 1880.

« Nous verrons plus loin que l'effectif des
engagés, qui était de 320 au 1ᵉʳ janvier 1888,
passait à 352 au 1ᵉʳ janvier 1889, à 407 au
1ᵉʳ janvier 1890, et atteignait à la fin de l'année
le chiffre de 537. Au 1ᵉʳ avril 1891, ce chiffre
devait atteindre environ 630. Mais ce n'est pas
tout, et, en toutes circonstances, l'administration
a cherché à venir en aide aux colons. C'est ainsi
que, les colons de Moindou se trouvant dans
l'impossibilité d'opérer la cueillette du café, elle
fit diriger sur ce centre un certain nombre de
condamnés de 1ʳᵉ classe de la catégorie des impo-
tents ou des travaux légers qui furent mis pour
quelques jours à la disposition des planteurs.

« On trouva aussi le moyen d'employer les
natures les plus rebelles, les coutumiers d'éva-
sion, les hommes astreints au port de la double
chaîne. Ces transportés qui, précédemment, étaient
toujours maintenus à l'île de Nou, et par conséquent presque inutilisés, furent réunis en un seul
groupe et affectés aux travaux du chantier du
quai, pour le compte du service local. Des surveillants fermes et énergiques furent commis à
leur garde, et jusqu'ici il n'y a qu'à se louer de
leur travail (sic).

« Toutes ces mesures ont eu pour effet de gros-
sir le nombre des disponibles et de donner aux
travaux un essor inconnu jusqu'à ce jour.

« LES COMPAGNIES. — La main-d'œuvre pénale
a ouvert des mines dont la production atteindra
certainement 50,000 tonnes en 1891 et ira à
100,000 en 1892. La valeur de la tonne de mine-

rai de nickel étant au minimum de 140 francs, c'est un produit annuel de 14,000,000 dû aux condamnés.

« De leur côté, les compagnies industrielles ont remboursé à l'Etat pour cession de main-d'œuvre en 1890, environ 336,000 francs. En outre, la compagnie du nickel nourrit ces condamnés et décharge par conséquent l'Etat de cette dépense.

« J'ai fait sur les chantiers des compagnies de très fréquentes visites. J'ai toujours constaté que nulle part les condamnés ne fournissent plus de travail ; ce travail est des plus rudes, la discipline de la transportation est exactement observée. Aussi faut-il reconnaître que rien ne subsiste des critiques dirigées contre un pareil emploi de la main-d'œuvre pénale.

« Pendant les cinq années antérieures, les mises en concession ont été, savoir :

En 1885.	190
— 1886.	126
— 1887.	93
— 1888.	117
— 1889.	123

« Les dépossessions ont été de :

En 1885.	82
— 1886.	75
— 1887.	70
— 1888.	67
— 1889.	43

« Le chiffre de dépossessions a été de 43 dont 30 pour les libérés.

« Les condamnés concessionnaires ne figurent donc que pour 1/10 dans les dépossessions : on peut en conclure que, de ce côté, l'administration a à peu près réussi.

« On ne saurait en dire autant de la mise en concession des libérés : 30 dépossessions pour 32 mises en concession sont des chiffres trop éloquents pour conserver le moindre doute sur ce qu'il est permis d'attendre de cette catégorie d'individus.

« L'esprit de justice et d'impartialité a contribué puissamment au maintien du bon ordre, au respect de l'autorité parmi les condamnés.

« L'administration locale cherche à exécuter avec une conscience scrupuleuse les instructions ministérielles concernant l'application des règlements disciplinaires. On ne rencontre plus de ces punitions extrêmes, infligées légèrement pour des motifs parfois futiles, et ayant entraîné souvent, même pour des condamnés bien notés, la rétrogradation à la 5e classe. Les peines sont mesurées avec soin, proportionnées à la gravité des fautes et, autant que possible, adaptées à la nature du condamné.

« Dans ces conditions, la peine est respectée, parce qu'elle est juste, et efficace parce qu'elle est respectée; elle ne soulève plus chez les coupables des sentiments de révolte; son effet exemplaire est plus grand parce qu'elle n'est plus discutée.

« En somme, l'échelle des punitions prévues au décret du 18 juin 1880 est observée avec un soin extrême. Le Département a donné, ce semble, aux mesures disciplinaires prises depuis plus de deux années la meilleure sanction : aucune remontrance, aucune observation n'a été faite.

« *Résumé*. — En résumé, il est établi que, pendant les années 1889 et 1890, la discipline s'est relevée d'une manière très sensible dans tous les camps de la transportation. La conduite s'est améliorée : le travail est plus actif et plus continu.

« Sur 756 évadés (année 1890) 169 furent repris.

« Les engagements chez les colons, première épreuve à laquelle sont soumis les condamnés qui feront plus tard des concessionnaires, ne sont accordés qu'après une enquête sérieuse sur les garanties que présentent les hommes. Ils doivent être de première classe et bien notés par leurs chefs directs.

« Malgré les difficultés que présentent ces choix, on a pu augmenter considérablement le nombre des engagés chez les colons.

« Au 1er janvier 1888, ce chiffre était de 320 ; il était de 352 au 1er janvier 1889 ; de 407, au 1er janvier 1890 ; il a pu être élevé à 537 au 1er janvier 1891 et atteint actuellement 630.

« L'agriculture retire de cette aide d'immenses avantages ; indépendamment du bon marché de cette main-d'œuvre, elle possède aussi des ouvriers stables, travailleurs, que la crainte de la réintégration au camp maintient dans l'activité et une respectueuse soumission.

« Toutes les mesures de police n'auraient pas été suffisantes, si elles n'avaient pas atteint également les libérés trouvés sur les centres pénitentiaires en état de vagabondage, sans pouvoir justifier de moyens d'existence. C'est dans cette population essentiellement nomade que se rencontraient, en général, les instigateurs, les complices de la plus grande partie des méfaits commis sur les centres pénitentiaires.

« L'application de ces mesures a produit d'excellents résultats : les rapports des commandants de pénitencier et chefs de centre montrent la diminution progressive des scènes de désordres

dont les centres de concessionnaires étaient
naguère le théâtre.

« Cette discipline sévère, indispensable sur des
établissements de colonisation qui sont de véritables localités de libération conditionnelle, permettra aux concessionnaires, qui ont réellement
le désir de bien faire, de ne pas se laisser entraîner dans une mauvaise voie.

« Toutes ces industries prospèrent et donnent
à la colonisation pénale un essor très satisfai-
sant.

« Je puis citer un libéré, le sieur ..., dont la
conduite et la moralité sont d'ailleurs parfaites,
qui gagne actuellement de 4 à 5,000 francs par
mois dans des exploitations minières.

« Une lacune importante et des plus regret-
tables existe cependant dans notre système de
colonisation pénale : c'est le trop petit nombre
des familles et le manque de femmes. J'ai essayé
bien souvent de montrer l'absolue nécessité d'une
égalité numérique des sexes. J'ai demandé ins-
tamment au département l'envoi des femmes des
condamnés. Ce que l'on a dit des dispositions
ataviques des produits du mariage entre condamnés ne tient pas devant le fait que je citais
plus haut, que jusqu'ici aucun enfant de concessionnaires n'a subi de condamnations. J'insiste
donc encore pour l'envoi des familles de condamnés et de femmes, fussent-elles condamnées,
pour être unies à nos concessionnaires (*Bulletin
de la société des Prisons* 1890-91). »

Voilà donc une vraie aubaine pour l'humanité,
et voilà un vrai triomphe pour les partisans des
influences prédominantes du milieu, car ici on a
sous les yeux le changement de milieu le plus
complet possible.

On a donné aux criminels les moyens de vivre honnêtement : on leur a même fourni des ressources inespérées, qui manquent souvent aux honnêtes gens; on a (loi du 17 août 1878) institué pour eux une caisse d'épargne subventionnée par l'Etat; on leur donne en concession des terres qui, cinq ans après leur libération, deviennent leur propriété; chaque concessionnaire a droit aux vivres, aux vêtements (*arrêté ministériel du 6 janvier* 1882), aux soins dans les hôpitaux, aux instruments agraires; s'il a une femme, celle-ci a les mêmes droits, plus 150 francs lors du mariage et un mobilier complet. Ce n'est donc pas seulement le milieu qui est changé, mais toutes les occasions de retomber dans le crime sont soigneusement écartées.

Mais tout cela ne sert à rien pour les criminels-nés; et c'était bien aisé de le prévoir. Nous savons, en effet, que si, pour les criminels d'occasion, l'amendement est possible dans un nouveau milieu, il ne l'est pas pour les vrais criminels-nés dont se compose le plus grand nombre de ces misérables récidivistes. Or, si nous recherchons des relations non officielles (ces dernières étant intéressées à nous masquer la vérité), nous voyons que toutes ces mesures n'ont pour effet qu'une recrudescence du crime s'étalant en plein jour, au point que les honnêtes gens, et même les fonctionnaires qui envoient au gouvernement ces rapports mensongers, sont bien souvent les victimes de ces prétendues brebis rentrées au bercail.

Voyons, en effet, ce qu'en dit Thomas (*Cannibals and convict*, 1886) :

« ... L'impunité et l'indulgence ont amené une vraie anarchie, un vrai enfer dans ce pays.

« ... On ne peut dire le degré d'infamie où ils sont arrivés.

« En 1884, on vit l'un de ces criminels, quarante-huit heures après son mariage officiel, essayer de trancher la gorge à sa femme. Surpris, il s'enfuit parmi les sauvages, qui le fusillèrent. Mais les sauvages sont eux-mêmes bien souvent les premiers victimes de ces misérables. »

Mancelon (*Les Bagnes et la colonisation pénale*, 1886) dit qu'il y a des relégués condamnés trois fois à mort qui ont été libérés ensuite. Une femme qui avait tué deux de ses enfants et avait été graciée, tua plus tard le troisième.

Voici, d'après un de ces condamnés même, le récit d'un de ces mariages que nous peint M. le gouverneur Pardon avec tant d'admiration :

« A l'île Nou, rapporte le Dr Laurent (*Habitués des prisons*, 1890), notre homme assista à une cérémonie curieuse, à un mariage de condamnés.

« Le prétendant était un individu condamné à cinq ans de travaux forcés « pour avoir fait le coup du père François » (jeter un nœud coulant autour du cou et le serrer non moins prestement). On l'envoya faire son choix au couvent de Bourrail. La religieuse lui offrit d'abord une femme de trente-deux ans, condamnée à quinze ans de travaux forcés pour empoisonnement.

« La première entrevue fut des plus tendres et cette fiancée peu timide sauta tout de suite au cou du nouveau venu, lui tenant à peu près le langage suivant :

« — Ah! mon pauvre chéri! on claque rien du

bec ici ; tu vas m'en sortir. Quelles sales fran-
gines! (religieuses). J'ai bien envie d'en griller
une ; t'as pas un peu de perlot et de fafe! (perlot,
c'est-à-dire tabac ; fafe, c'est-à-dire papier). »

« Le candidat mari refusa cette aimable personne, si pleine de distinction dans son langage,
comme dans ses manières. On lui présenta alors
une ancienne truqueuse répondant au beau nom
de Rose et condamnée à huit ans de travaux
forcés pour avoir aidé à « dégringoler et à refroi-
dir un michet dans sa carrée » (pour avoir aidé
à voler et assassiner un homme dans sa chambre).
« J'ai truqué un peu dans le temps, dit-elle à
son fiancé, mais je suis devenue sage. »

« Le mariage fut décidé. Le condamné fut de
la noce, ayant à son bras une ancienne truqueuse
qui s'appelait Fanny.

« Après la messe, le prêtre fit un sermon, parlant aux nouveaux époux de pardon, de rédemp-
tion, d'oubli des offenses passées. Mais la mariée,
s'impatientant, ne cessait de répéter : « Ah! ce
qu'il nous saoule! ce qu'il nous saoule! (ce qu'il
nous ennuie). »

« Un festin suivit, très arrosé. Le témoin se versa
de telles rasades, but tant d'alcool falsifié, « qu'il
compta ses chemises » (s'oublia dans son panta-
lon) en dormant et se laissa chiper son « cra-
paud (porte-monnaie). Le marié n'était pas moins
« rond », et le matin il se réveilla avec un œil
poché et ne sachant pas ce que sa nouvelle
épouse était devenue. La « gonzesse » avait pro-
fité de l'ivresse de son mari pour filer avec un
autre libéré qui la ramena le lendemain matin.
Le mari prit assez bien la chose, qu'il trouva
presque naturelle.

« Pendant son ivresse, l'époux avait eu un rêve :
il avait entendu une voix de femme murmu-

rer de douces paroles à son oreille; il avait
entrevu le visage de l'épouse lui souriant, et il
avait senti des mains molles et caressantes lui
palper la peau. Au réveil, il ne lui restait qu'un
vague souvenir, mais il n'en constata pas moins
que sa bourse avait passé de sa poche dans celle
de l'honnête Rose.

« Quoique mariée, Rose devint bientôt la fille
de joie des libérés et même des condamnés.

« Le mari fermait les yeux et faisait « le graffe »
(l'imbécile).

« Un jour Rose attira dans un endroit écarté un
Arabe libéré, qu'elle savait avoir de l'argent; le
mari le dévalisa et le tua à coups de hache. Mais
la femme, prise de peur, alla dénoncer le meurtrier, qui fut condamné à mort. Ainsi finit cet
heureux ménage. »

Il n'y a rien de chargé dans ce récit : on lit,
en effet dans le *Néo-Calédonien* du 26 janvier 1884 :

« Un régénéré du nom de Pouillé fut mis en
concession, on ne sait pourquoi, il y a quelque
temps. Par la même occasion, il fut autorisé à
prendre femme jeune et jolie, laquelle ne fut pas
trop satisfaite, paraît-il, de l'installation de son
époux. Quarante-huit heures après son mariage,
Pouillé fut arrêté à deux heures de l'après-midi,
au moment où il allait tranquillement scier le cou
à sa jeune moitié. L'arrivée des agents empêcha
le crime d'être commis. *Pouillé en fut quitte pour
quelques jours de prison*, parce qu'il avait été
surpris commettant son crime sur la porte d'un
fonctionnaire de chez lequel sa femme sortait; et,
l'affaire étouffée, le jeune ménage fut raccom-
modé par ordre supérieur. Mais, avant-hier, la

femme Pouillé se sauvait de chez elle à temps pour n'être pas assassinée. Le mari se vengea en mettant le feu à sa propre maison. Depuis il s'est évadé. Pour se distraire, il met le feu chez tous les concessionnaires... »

Autre exemple : Hélène Massé, condamnée à la prison, épouse Belgassem Mohamed, condamné aux travaux forcés pour assassinat de sa première femme en Algérie. Jaloux d'une élève du couvent de Bourail, il ne tarde pas à tuer Hélène Massé.

Dans la belle monographie (*Travaux forcés fin de siècle*) de la *Nouvelle Revue*, année 1890, un vrai philanthrope nous donne des tableaux non moins noirs de ces prétendus régénérés.

« L'homme du bagne qui, en plein centre pénitencier, venait de convoler en justes noces, — avec une infanticide et incendiaire, — Devillepoix, avait été condamné par la cour d'assises de la Seine-Inférieure à la peine des travaux forcés à perpétuité, sur quatre chefs d'accusation avoués et prouvés, à savoir : 1° attentat à la pudeur avec violence sur sa domestique, une enfant de quatorze ans ; 2° homicide volontaire après l'attentat ; 3° nouvel homicide ayant immédiatement suivi le premier ; 4° nouveaux attentats à la pudeur tentés ou consommés avec violence.

« C'était bien là, ou jamais, le forçat dans toute l'acception du mot, le forçat classique, pour qui la loi répressive, sauvegarde de la société, a été inventée...

« Eh bien ! c'est de pareils êtres, effroi ou honte de l'humanité, que l'administration pénitentiaire, sous couleur de poursuivre de malheureux essais de culture ou d'augmenter ses ressources budgétaires spéciales, fait ses colons. Pour obtenir l'amendement moral de ses condamnés, elle ne trouve rien de mieux que de les soustraire tout de suite à la peine édictée par le législateur et prononcée en vertu de la consultation d'un jury de gens sensés qui n'avaient pas trouvé cette peine trop forte. Et, comme si ce n'était pas encore assez de n'être plus puni, de devenir concessionnaire de terrain, le favori de l'administration coloniale ne manque pas de se constituer une nouvelle famille. Oui, il prenait femme, ce bourreau! D'où pouvait donc lui venir à lui cette faveur de la concession de terres, promise par la loi après de longues années d'expiation, et qui est, en somme, pour le condamné, l'émancipation presque complète? et quelle aptitude extraordinaire à la vie de famille et à la paternité avait-il donc laissé deviner en lui, cet étrange marié qui, le jour même de ses noces, s'enivrait et rossait l'épousée? Car la concession de terrain, la faveur du mariage ne sont inscrites dans la loi qu'à titre tout à fait exceptionnel, à titre de récompense.

« A quelque temps de là, *pour le plaisir, pour rien*, Devillepoix mettait le feu aux cases de ses voisins, incendiait la plantation de M. de G..., prostituait sa femme à tout venant pour vivre plus à l'aise et finalement se faisait condamner à mort.

« Or, nous nous sommes assuré *de visu* que les Devillepoix concessionnaires, bons voisins et heureux époux, sont légion en Nouvelle-Calédonie, et à la Guyane aussi, depuis la décision du 15 avril 1887.

« Beaucoup deviennent cuisiniers chez les particuliers, valets de pied, professeurs de langues et de belles-lettres, sont bien rétribués, ont des petites douceurs, quelquefois des bonnes fortunes. En tout cas, avec leurs bénéfices plus ou moins interlopes, ils entretiennent ou commanditent des maîtresses, en grugent d'autres et redeviennent assez hommes libres pour pouvoir s'élever jusqu'au crime passionnel. En 1883, un libéré devient subitement amoureux de Mme B..., débitante de liqueurs, et comme elle ne répond pas instantanément à sa flamme, il lui brûle la cervelle et se tue en présence des consommateurs. »

En 1881, le ministre de la marine se plaint que sur 7,000 hommes, sans compter les libérés, 360 seulement aient pu être appliqués à la construction des routes. Tout le reste vague plus ou moins à l'aventure, vit à sa guise, va à cheval, en voiture, librement, sous prétexte de travail en concession, ou d'emploi chez les particuliers. Nous sommes loin de l'article 2 de la loi de 1854! Aussi, plus de discipline, plus même de bagne. En 1880, il n'y avait, à l'état permanent, que de 640 à 700 évadés ; en 1889, le chiffre permanent de 800 est atteint. Les plus odieux ne sont pas les mieux surveillés.

Le fameux bandit Brideau s'évade aussi en 1891, tue une vieille femme et lui dévore les seins. Jusque sous le couteau de la guillotine il se rit de la justice : « Amenez ! » s'écrie-t-il gaillardement, une fois couché sur la planche à bascule.

Qui pourrait retenir d'ailleurs ces dépravés, lorsqu'ils se sont aperçus que le bagne — cet épouvantail des codes ! — n'est en réalité qu'une plaisanterie ? Serait-ce la répression disciplinaire de l'intérieur même de ce bagne ? Voyez donc quelle est sa rigueur : pour refus obstiné de travail, — privation de salaire ; pour ivresse avec récidive, — prison de nuit ; pour paresse, — double boucle. Supprimer le salaire, de quelle efficacité veut-on que cela soit? Est-ce que la gamelle n'est pas toujours prête à l'heure ? Et si

l'on manque d'argent, de par l'espèce de fraternité du crime qui règne au bagne, le puni ne sera
pas pour si peu gêné de prendre ses petits verres.

Les conseils de guerre se mettent à condamner et à recondamner, et pour l'éternité, des
misérables déjà pourvus à perpétuité. On distri-
bue des augmentations de 10, 20, 100 et 200 ans
de bagne ! On voit à Nouméa des individus condamnés trois fois à mort et graciés, puis remis
en liberté sur les routes. En 1891, le tribunal
maritime spécial de Nouméa vient de condamner
à mort un condamné aux travaux forcés, nommé
Janicot, qui, par suite de condamnations successives encourues dans la colonie, n'était libérable
qu'en l'ANNÉE 2036, c'est-à-dire dans 145 ans ! La
femme Macé, envoyée en Calédonie après avoir
tué ses deux enfants, s'y marie, obtient une concession de terrain et tue son nouvel enfant. Un
ancien potier, devenu fabricant de « gargoulettes »
à Bourail, qui avait été condamné pour viol de sa
fille aînée, est rejoint par sa femme, sa victime
et une autre fille plus jeune. Il lance l'aînée dans
la plus basse prostitution, y prépare la cadette et
continue son commerce de poteries très prospère.

Les victimes sont les pauvres surveillants. Le
martyrologe en est long ! Parmi tant d'autres, c'est
Olivieri, un ex-sergent du 12e de ligne, comptant
vingt-un ans de service, tué en mars 1886, à
coups de hache, à Ouégoa ; c'est Villenet, subis-
sant le même sort ; Lavergne, lardé à coups de
couteau par un condamné vagabond, malgré trois
condamnations successives à perpétuité (*la vie de
Lavergne avait été jouée à l'écarté !*) ; Antomarchi
égorgé pendant son sommeil ; Taillandier, Salva-
dori, Collin, Paggi ; Guillemaille, poignardé avec
sa femme et ses enfants ; Gerbe, coupé en morceaux. C'est encore beaucoup d'autres se suicidant,

à l'arrivée à Nouméa, à la vue de cette situation qu'ils sont venus chercher là et qu'on faisait miroiter à leurs yeux, comme une récompense de leurs loyaux services militaires.

Jetons à ce propos un petit coup d'œil sur le budget de la transportation de 1891, nous y verrons un total, pour le service pénitentiaire, de 11,175,932 francs.

Jusqu'ici, on le voit, c'est le seul article 1er de la loi de 1854 qui est exécuté : translation des bagnes, débarras pour la métropole. Mais, finalement, tout cela n'a servi qu'à une chose : empêcher une magnifique colonie de se fonder.

Certes, on était parti de l'idée fort juste de débarrasser la métropole des gredins qui l'infestent, mais on avait aussi la folle ambition de coloniser sans se déranger, sans avoir de colons. On croyait que l'Australie, telle qu'elle est, était l'œuvre, le chef-d'œuvre des convicts : de là l'erreur. Jamais les convicts anglais n'eussent réalisé ni Sydney, ni Melbourne, ni le magnifique chemin de fer de la Murray, si, tout à coup, les placers de l'intérieur n'avaient attiré les chercheurs d'or au continent australien. Mais, devenus aussitôt riches, ceux-ci éprouvèrent immédiatement l'horreur du condamné et le refoulèrent par la force, ne lui abandonnant même pas la Tasmanie. « La Nouvelle-Galles du Sud, disait le gouverneur E. de la Richerie, n'a commencé à sortir d'un régime de misères pour marcher à une prospérité toujours croissante, qu'après l'introduction d'immigrants libres, tandis que jusqu'à présent la transportation à la Guyane ou à la Nouvelle-Calédonie n'a été simplement que la translation des bagnes sans profit pour les territoires qu'elle devait féconder. »

Le condamné concessionnaire peut se faire aider, occuper des ouvriers en nombre indéterminé. Voici

un voleur émérite, qui, avant d'être pris, a caché
le *magot* ou l'a confié à un parent, un ami. Il
devient concessionnaire. On lui apporte son argent.
Il loue de nombreux ouvriers, fonde une immense
exploitation et regarde travailler les autres en
fumant des cigares. Il est devenu rentier, grand
propriétaire foncier, bienfaiteur de la colonie.
Vous croyez peut-être à une mystification? En
novembre 1885, un ancien caissier de la Compagnie du Nord, condamné à vingt ans, Fréret, avait
annoncé partout la fondation à la baie de Prony
d'un immense établissement thermal, avec hôtel,
salons, bibliothèque, salles de jeu, etc. Il cherchait
le placement rémunérateur des millions volés à la
Compagnie, et que Mme Fréret lui apportait *viâ*
Sydney. Il avait acheté pour 160,000 francs les
concessions et stations de bétail du sieur Lamy à
Bourail. La transaction s'était faite au nom de
Mme Fréret. Pendant ce temps, Fréret se promenait
à cheval et en voiture, mis comme un gentil-
homme, éclaboussant de son luxe, faisant grand
bruit de sa fortune. Est-ce là ce que l'article 2
définissait « les travaux les plus pénibles de la
colonie » ?

D'ailleurs, durant le temps de la concession
provisoire, grâce à la malsaine promiscuité, à
l'horrible et irrémédiable fraternité qui règne de
voisin à voisin, les bons, ceux qui ont encore une
lueur de conscience, sont impitoyablement écrasés
par les autres, le nombre ; leurs efforts sont sté-
rilisés, heureux lorsqu'ils ne sont ni pillés ni in-
cendiés !

Et ce n'est pas là une question de parti politique. Les mêmes doléances se lisent dans la dé-

magogique *Revue de l'Evolution* (mars 1891) et dans le *Bulletin de la Société des Prisons*, 1891, p. 411, revue qui n'est certainement pas trop démocratique, qui sent même quelquefois la sacristie.

« Un quart de siècle s'est écoulé depuis l'arrivée à la Nouvelle-Calédonie du premier convoi de condamnés ; des milliers de transportés l'ont suivi et cependant les travaux les plus urgents ne sont pas encore exécutés, ni même en cours d'exécution, bien que les condamnés dussent être employés aux travaux les plus pénibles de la colonisation. »

Aussi les résultats coloniaux sont-ils navrants : routes, égouts, quais, docks, bassin de carénage sont en projet, l'*arsenal* est un misérable petit chantier bon pour réparer les goélettes, et les avaries des bâtiments de la station doivent être réparées à Sydney ou à Cockatoo-Island, s'ils peuvent s'y rendre ! L'administration a accaparé les meilleures terres ; le seul décret du 16 août 1884 lui en a livré 110,000 hectares et elle en acquiert à titre onéreux !

Quant à la moralisation, elle n'a pas fait un pas en avant ; elle a plutôt reculé, ainsi que l'a démontré un ancien directeur de l'administration pénitentiaire, M. le colonel Disnematin-Dorat qui s'est exprimé ainsi :

« Le condamné concessionnaire obtient une terre de première qualité, souvent défrichée ; on lui donne trente mois de vivres, une indemnité pour maison, voire une femme avec trousseau s'il le désire, des semences, etc. On lui transporte ses produits ; on les lui achète au-dessus du cours,

tandis que le colon libre voit souvent sa récolte
inutilisée, perdue, faute de moyens de transport
ou faute d'acheteurs.

« Qu'est-il résulté de cette situation immorale
qui décourage les meilleurs et les plus persévé-
rants ? C'est que *des colons libres en ont été réduits
à aller travailler chez des condamnés.* »

Et la colonisation ne gagne pas avec les relégués
qui sont, pourtant, des criminels moins endurcis.
Dans son ouvrage *La Relégation à l'île des Pins* (1),
le Dr Nicomède écrit que « chez le relégué tête et
bras sont mauvais. Il n'a ni le courage, ni la vigueur, ni l'habileté de l'ouvrier. A peine 17 p. 100
du contingent relégué à l'île des Pins ont une profession, les autres sont des rôdeurs de barrières,
oisifs et débauchés. Dans de semblables conditions,
quoi d'étonnant que la relégation ait été impuis-
sante à rien produire à l'île des Pins ? Installée sans
programme, elle a laissé évacuer les divers ateliers (cordonnerie, chapellerie, confections) que la
transportation avait établis. Quand elle a voulu
les réorganiser, tout manquait, et au moment
même (11 février 1888) où le sous-secrétaire
d'État déclarait à la Chambre que ces ateliers sub-
venaient à tous les besoins de l'habillement, de
nombreux relégués ne pouvaient se rendre à leur
travail, parce qu'ils étaient nu-pieds. Qu'il s'agisse
de culture (ferme et scierie hydraulique d'Uro),
de défrichements ou de fabrication, l'absence de
méthode chez l'Administration répond à l'absence
de tout ressort chez le relégué. Son dossier porte
presque invariablement qu'il a toujours refusé de
travailler. Par sa force d'inertie, par sa résistance
obstinée, il a lassé tout le monde, épuisé toutes
les punitions. Il aime mieux passer sa vie en cel-

(1) In-8°. Rochefort, 1889.

lule que se plier au moindre travail. Le teint ter-
reux, anémié, bouffi par le régime cellulaire,
il végète dans une saleté et une torpeur repous-
santes. »

La transportation est certainement, même dans
ces cas, utile pour une nation riche qui ne craint
pas la dépense, car, à grands frais, elle délivre la
métropole de ses pires sujets pour en faire cadeau
aux sauvages. Mais elle ne doit pas songer à
les réformer ; il faut les obliger au travail par la
force, et les traiter comme on traite les soldats,
sous le régime de l'état de guerre, c'est-à-dire
avec la fusillade pour ceux qui menacent la sécurité de la colonie, et avec la prison cellulaire
comme moyen de conversion forcée.

Une colonie pénale pourrait être vraiment
utile et réformatrice si l'on en éliminait les criminels-nés, et si l'on y offrait du travail dans un
milieu honnête aux criminaloïdes, aux demi-criminels, c'est-à-dire à ceux qui ont commis des
crimes dans des conditions exceptionnelles ou
entraînés par une passion violente.

C'est en ce sens qu'on peut admettre les résultats des colonies libres pénitentiaires de la
Hollande ; mais se figurer qu'en changeant de
milieu les criminels-nés, on les changera en
honnêtes gens, c'est une immense illusion que
les premières leçons de l'anthropologie criminelle auraient suffi à détruire.

CHAPITRE III

PROBATION SYSTEM. — MAISONS DE RÉFORME

Je me suis arrêté, plus peut-être qu'il ne le fallait, sur la déportation, pour montrer combien sont exagérés les adversaires de l'anthropologie criminelle, qui veulent attribuer aux milieux, et seulement aux milieux, l'origine de tous les crimes. Ici les milieux sont changés complètement, mais le crime persiste ; même il s'aggrave, et les remèdes sont pires que le mal.

Faut-il pour cela repousser toute thérapeutique du crime ? Bien au contraire. Pour les criminels-nés, il n'y a pas, vraiment, beaucoup de remèdes.

Il faut alors les séquestrer pour toujours dans les maisons des incorrigibles, ou les supprimer par la potence, lorsque leur incorrigibilité les rend trop dangereux et peut les entraîner à semer plusieurs fois la mort dans le champ des honnêtes gens.

Mais s'ils sont encore jeunes, même s'ils sont criminels-nés, il y a bien encore des mesures à prendre. Il y a la canalisation de leurs penchants par quelque métier qui assouvisse leurs passions et leur donne un résultat moins dangereux. Par exemple, la boucherie pour les sanguinaires, l'état

militaire qui est bien souvent une boucherie offi-
cielle, ou le cirque pour les athlétiques, la prostitution pour les femmes lascives : voilà le seul
remède préventif.

Mais les remèdes préventifs, moins radicaux,
foisonnent pour les criminels d'occasion, pour les
criminaloïdes, surtout pour les femmes. Une excellente institution est pour ceux-ci le « *probation
system* » ou *mise en état d'épreuve* qui est en
usage aux États-Unis, surtout pour les jeunes
délinquants (1).

Un jeune criminel, non récidiviste, n'est pas mis
en prison, mais reçoit du juge une sentence d'a-
près laquelle, à la première récidive, il doit être
envoyé dans une maison de correction et il est
mis sous la surveillance d'un agent spécial.

« Une sentence de cette nature donne au « *State
agent* » un droit de surveillance sur le jeune délinquant pendant le temps fixé. S'il trouve que
celui-ci ne reçoit pas dans sa famille une éducation convenable et n'y est pas suffisamment sur-
veillé, il poursuit son placement dans une maison
d'éducation pour les enfants moralement abandonnés. S'il arrive que le jeune délinquant retombe
dans le mal, le *State agent* le traduit de nouveau
devant le tribunal, à l'effet d'obtenir une décision envoyant le sujet en question dans une
maison de correction.

« Le système qui vient d'être décrit a produit
d'excellents résultats : les jeunes délinquants ont
presque entièrement disparu des prisons de l'État
de Massachusetts et l'on a pu constater que,
dans la plupart des cas, il suffit de placer le jeune

---

(1) *Aschroll Sammlung gemein der Stadlicher Vorlage*, 1888.

coupable, pendant un certain temps, sous la surveillance rigoureuse du *State agent*, et de laisser
suspendue au-dessus de sa tête l'épée de Damo-
clès de l'envoi dans une maison de correction,
pour le ramener dans la bonne voie. »

Les résultats obtenus par l'application faite aux
jeunes détenus du système de la « mise en état
d'épreuve » a inspiré la pensée d'étendre ce système aux délinquants adultes, et cette idée a
trouvé son expression dans une loi de 1878, qui
institue à titre d'essai, et pour la ville de Boston
seulement, un fonctionnaire spécial nommé *Probation officer* et recevant un traitement : « Il a
le devoir de s'enquérir de tous les individus pour-
suivis pour délits devant les tribunaux criminels
de Boston, et d'établir, à l'aide des renseignements qu'il recueille, quels sont ceux dont on
peut espérer l'amendement sans leur faire subir
de peine. Il doit ensuite assister aux débats du
procès de tous ceux vis-à-vis desquels une répression pénale ne lui paraît ni nécessaire, ni même
utile et, après avoir fait connaître le résultat de
son enquête, qui a dû porter en particulier sur le
point de savoir s'il y a eu une condamnation antérieure, il demande que l'inculpé soit laissé libre,
en état d'épreuve (*on probation*).

« Si le tribunal adopte cette proposition, le coupable est mis en état d'épreuve pour un espace de
temps de deux à douze mois, suivant les cas, et
ce aux conditions que le tribunal juge convenables
d'après les circonstances. La forme suivie est
celle-ci : le « *Probation officer* » prend l'engagement formel que le délinquant accomplira les conditions qui lui sont imposées. Le *Probation officer*,
qui a le rang d'employé supérieur de la police, acquiert ainsi, jusqu'à l'expiration du temps d'é-
preuve, le droit de faire arrêter à quelque mo-

ment qu'il le juge convenable, avec l'assentiment du président de la police, le délinquant qui a été laissé en liberté, et de le traduire devant le tribunal, pour lui faire infliger la peine dont le prononcé n'a été que suspendu. Après l'expiration du temps d'épreuve, le *Probation officer* demande que l'individu qui l'a subi soit déchargé (*discharged*) de la peine; toutefois, dans certains cas déterminés, il peut demander et obtenir que le temps d'épreuve primitivement fixé soit prolongé. Pendant le temps d'épreuve, l'individu en question doit faire au *Probation officer* toutes les communications verbales ou écrites que celui-ci exige, et exécuter tous les ordres de ce fonctionnaire. Ce dernier doit, dans la mesure du possible, se tenir au courant, par des visites personnelles, de la situation et des conditions d'existence du sujet mis en état d'épreuve; les employés de la police ont pour instructions formelles d'aider à cet effet le *Probation officer*. »

Le système est analogue à celui qui a été consacré, en Angleterre, par la loi du 8 août 1887, dite : *Probation of first offenders act.*

Le nombre des individus laissés libres en état d'épreuve, dans la ville de Boston, pendant la période de 1879 à 1883, a été de 2,803, sur lesquels 223, qui n'avaient point subi favorablement l'épreuve, ont dû être traduits à nouveau en justice, pour se voir infliger une peine, et 44 ont pris la fuite, sans qu'on ait pu les reprendre. Les principaux délits à la suite desquels les délinquants ont été laissés libres en état d'épreuve, sont les suivants : ivresse, raccolage nocturne par des prostituées, vols de peu d'importance, tapage injurieux et violences corporelles.

En 1888, sur 244 personnes mises sous probation, dont 137 pour ivresse, 25 pour rixes,

18 pour vol, 13 pour turbulence, 230 s'engagèrent à s'amender.

Sans doute, beaucoup de ces engagements ne furent pas tenus, mais ils ont eu cependant de véritables effets. L'agent déclare que près de 95 p. 100 des personnes mises sous sa surveillance dans l'année précédente se sont bien conduites et ont été acquittées définitivement; 13 personnes, reconnues incorrigibles, ont été condamnées à subir leur peine.

L'expérience de ce système a été si concluante, qu'une loi de 1880 en a étendu l'application à l'Etat de Massachusetts tout entier, en autorisant chaque ville ou commune à nommer un *Probation officer* investi des attributions énumérées dans la loi de 1878, ou à confier ces attributions à un employé de la police.

Depuis que cette loi est entrée en vigueur, (1886) (1), sur 121 individus admis à l'épreuve (*on probation*), 58 ont été libérés définitivement, après avoir rempli d'une manière satisfaisante les conditions de leur condamnation conditionnelle; 53 sont encore dans le stage d'épreuves; 9 ont été arrêtés à nouveau et traduits devant les magistrats, et 1 s'est échappé.

Toutefois, sur 329 cas d'un autre district, de Roxbury (dont 165 d'ivresse, 58 de vol, 12 de suppression d'enfants), 46 ont été condamnés plusieurs fois encore. — Sur 809 cas du district de Suffolk, 31 furent condamnés, 12 s'enfuirent, 306 s'engagèrent, 44 s'employèrent.

Cette grande variabilité ne peut dépendre que de l'aptitude plus ou moins grande de l'agent.

---

(1) Congrès de Saint-Pétersbourg, 1891.

Donc la mesure est bonne, mais elle dépendra trop de l'habileté du personnel qui doit l'appliquer, et toujours lorsqu'elle se bornera aux criminels d'occasion.

ELMIRA REFORMATORY. — Mais l'effort plus puissant pour la réforme individuelle de la jeunesse, tenté dans ces derniers temps, est la maison de réforme d'*Elmira*.

Cette célèbre maison de correction, qui a servi de modèle à tant de pénitenciers en projet ou en construction dans le Massachusetts, la Pensylvanie, l'Ohio, le Minnesota, le Kansas, le Texas, la Californie, etc..., et qui a motivé tant de réformes dans les systèmes pénitentiaires de presque tous les États de l'Union, a été admirablement décrite par M. Dubois, dans la *Revue pénitentiaire* de 1890, p. 186-192, et dans deux publications spéciales, par Winter et par Wey (1).

C'est une grande maison correctionnelle, destinée à recevoir les individus âgés de seize à trente ans, condamnés pour la première fois. — Elle fut bâtie en l'année 1876, et coûta 1 million 885,565 dollars.

Sa surface est de 280 acres (150 hectares environ) dont une partie est disposée pour l'agriculture et cultivée par les détenus mêmes.

L'administration de cet établissement est confiée à un comité de cinq gentlemens, nommés par le gouvernement de l'État.

(1) *The Elmira Reformatory*, par Alexandre Winter; 15ᵉ *rapport du Conseil d'Administration d'Elmira*, pour l'année finissant au 30 septembre 1890. — *Physical and Industrial Training of Criminal*, by H. Wey, phisician to the Elmira, 1888, New-York.

Organisation de l'institution. — La conception du fondateur, M. Brockway, qui déclare avoir puisé ses idées dans mon *Uomo delinquente*, est : que l'introduction de peines indéterminées ou illimitées (du moins jusqu'au maximum fixé par la loi pour chaque infraction) est nécessaire à l'établissement d'un système moral, logique et efficace ; qu'il ne suffit pas de séparer les délinquants d'habitude des délinquants d'accident, les passionnels des instinctifs ; qu'il faut appliquer à chacun le traitement qui convient à sa nature, de même que dans un hôpital chaque malade est traité d'une manière particulière. Ce traitement doit consister : au physique, dans le développement du système musculaire, douches, massages, gymnastique, bonne diététique ; au moral, dans l'affermissement de la volonté en constituant le détenu son propre maître et l'artisan de sa libération. Cette libération (*on parole*) lui est accordée dès qu'il s'est montré amendé et capable de se suffire à lui-même.

Le prisonnier, à son arrivée, est assujetti à un bain de propreté et vêtu de l'uniforme de l'institut.

Ensuite, il est photographié, enregistré, visité par le médecin et vacciné.

Pendant deux jours, il est enfermé en cellule pour réfléchir sur son crime et se préparer à la réforme.

Le troisième jour, il est conduit chez l'intendant, qui fait sur son tempérament, son esprit et son caractère, toutes les recherches nécessaires, afin de lui appliquer la méthode de traitement la plus convenable.

Les prisonniers sont séparés en trois catégories :

La première comprend les bons.

Dans la seconde se trouvent les moyens, ou ceux qui sont *ad experimentum.*

Et la troisième comprend les pervers et les difficilement corrigibles.

A cet effet, il y a neuf notes distinctives pour chaque individu, c'est-à-dire :

Trois notes pour la conduite ;

Trois notes pour le travail ;

Et trois notes pour le progrès à l'école.

Le prisonnier qui obtient neuf notes chaque mois, pendant six mois, gagne sa promotion dans la première catégorie et peut obtenir la liberté.

Sur 943 détenus, qui étaient à l'Institut, en octobre 1889, 723 ont atteint la première catégorie, et 209 la seconde, 11 seulement étant restés dans la troisième.

Le tribunal, qui a prononcé le jugement, envoie en même temps à l'Institut une note sur la nature du crime avec l'application de la peine la plus forte, établie par la loi. Les antécédents du détenu et ceux de ses parents, ainsi que la nature du crime commis, sont fidèlement enregistrés dans des livres spéciaux, de façon que l'on ait toujours une diagnose complète de la condition physique, intellectuelle et morale du prisonnier et de sa famille.

Ensuite, l'intendant place le détenu, exclusivement dans son intérêt, dans une classe d'école normale ou technique, dans un département industriel, pour l'habituer à un métier conforme à son instruction et à sa constitution physique ; il lui fait connaître en même temps ses devoirs, ainsi que les droits et les privilèges de l'Institut, et les conditions sous lesquelles il peut se réhabiliter et obtenir sa libération.

Apprentissage. — Mettre entre les mains du

détenu un métier qui lui permette, après sa
libération, de gagner honorablement sa vie, telle
est la première préoccupation de la direction. La
statistique montre que plus de 75 p. 100 des
condamnés n'ont pas de métiers et que 94 p. 100
des attentats sont commis contre la propriété.
Aussi se préoccupe-t-on peu des bénéfices qu'il
rapportera à l'établissement. On a surtout en vue
les avantages ultérieurs que la société retirera
de son reclassement dans la vie laborieuse. On
choisit avec un soin scrupuleux la profession
pour laquelle il a le plus d'aptitudes et qui est
exercée dans le pays où il doit se rendre ou par
ses parents.

En ce qui concerne l'application au travail,
le contremaître remet tous les jours à chaque
détenu, dans sa salle de travail, une attestation
établissant la somme de travail qu'il a fournie ;
M. Brockway lui-même détermine au commence-
ment de chaque mois, en tenant compte des
forces physiques et de l'ensemble des aptitudes
de chaque détenu, la somme de travail qu'il doit
fournir dans le cours du mois, pour obtenir le
chiffre maximum de marques. Le nombre des
branches d'industries exploitées dans l'établissement est assez grand, et, dans la répartition des
détenus entre ces diverses branches, on tient
particulièrement compte de leurs occupations antérieures et des chances qu'ils pourront avoir de
trouver de l'occupation, à leur libération, dans
telle ou telle nature de travail. Le temps pendant lequel le détenu doit travailler est de huit
à neuf heures par jour ; le système de travail
adopté est, à côté des travaux pour les besoins
de l'établissement, le « *piece prize system* ».

L'enseignement scolaire, qui est l'objet des
plus grands soins dans le *Reformatory*, comprend

3.

tant l'instruction générale que l'apprentissage d'un métier.

Sont abordés, comme objets d'instruction générale, non seulement les éléments de la lecture, de l'écriture et du calcul, mais encore l'histoire et la géographie nationales, les principes généraux de la science du droit et de l'économie politique. On part de ce point de vue, qu'il ne suffit point de procurer au détenu une certaine somme de connaissances et d'aptitudes positives, qui le mettent en état de gagner honnêtement sa vie au moment de sa libération, mais qu'il faut aussi lui donner une intuition bien claire des conditions d'existence du pays auquel il appartient et de ses devoirs envers ce pays. Il importe moins de faire de lui un homme très instruit qu'un bon citoyen, qui soit mis en état de travailler au bien commun de la nation. En partant de ce point de vue, on a dressé le programme de l'enseignement dans les classes supérieures (il y a dans le *Reformatory* d'Elmira une échelle des classes semblable à celle des écoles), de manière à faire comprendre au détenu l'intérêt qu'il a à continuer lui-même son instruction. Par exemple, en ce qui touche l'enseignement de l'histoire, l'instructeur se borne à jeter un coup d'œil d'ensemble sur la période historique qu'il envisage, et indique ensuite les livres dans lesquels on pourra puiser des développements. Les livres, qui se trouvent dans l'excellente bibliothèque de l'établissement, sont remis aux détenus, auxquels on donne pour devoir d'en lire certains passages, et de les résumer par écrit ou de les analyser de vive voix.

L'émulation des détenus dans cet ordre de travaux est encore stimulée par une institution tout à fait originale. Chaque semaine paraît à

Elmira, sous le titre de *Summary*, un journal écrit exclusivement par des détenus. Ce journal insère d'abord une revue des événements politiques de la semaine, puisée dans les meilleures gazettes américaines; puis viennent des informations sur la vie même de l'établissement, notamment sur les conférences intéressantes qui ont été faites dans le courant de la semaine, sur le résultat des épreuves qui ont été subies, sur la promotion, la descente de classe et la libération des détenus, etc. A la fin se trouvent reproduits les travaux des détenus qui ont été remarqués, accompagnés souvent d'observations spéciales faites par M. Brockway ou par les maîtres de l'établissement. Chaque pensionnaire reçoit un exemplaire de ce journal, qui est imprimé dans la maison par des détenus. En outre, il est ouvert des abonnements à ce journal, et les abonnés parents des détenus, anciens détenus libérés, amis, sont assez nombreux pour couvrir entièrement, par leur contribution, les frais d'établissement du journal. Cette entreprise suscita, dans le principe, une vive émotion; aujourd'hui, on l'apprécie, de tous côtés, comme une excellente institution; elle ne sert point seulement à aiguillonner, chez les détenus, le désir d'apprendre et l'ardeur au travail, mais elle les maintient en relations avec les événements extérieurs, et fait connaître en même temps aux personnes du dehors, notamment aux parents des détenus, la vie menée dans la maison. L'exemple d'Elmira a provoqué la création de journaux spéciaux dans d'autres établissements du même genre.

En dehors de l'enseignement des matières d'instruction générale, les détenus reçoivent, ainsi qu'on l'a vu plus haut, un enseignement professionnel. On a organisé, pour les métiers les plus divers, des cours auxquels les détenus prennent part avec beaucoup d'intérêt et un très grand succès. Cet enseignement est donné le soir par des patrons d'Elmira, moyennant une légère rétribution. Le détenu a, chaque semaine, deux cours professionnels; deux soirées sont consacrées à l'enseignement scolaire; il reste donc au détenu deux soirées et le dimanche tout entier pour préparer ses devoirs scolaires. On est étonné de voir avec quel zèle les détenus s'acquittent de ce travail préparatoire.

Le passage à la première classe comporte, indépendamment de la jouissance de meilleures cellules, certains avantages, notamment au point de vue de la correspondance, de la réception des visites et du nombre des livres de la bibliothèque qu'il est permis d'emprunter. On accorde, en outre, de petits adoucissements de régime aux détenus de la première classe, et ils mangent à une table commune, tandis que ceux des autres classes prennent leurs repas dans leurs cellules. Enfin, les détenus de la première classe, qui portent un costume spécial, diffèrent de celui des autres détenus, sont autorisés à se promener ensemble dans le préau, et sont employés à des missions de confiance, notamment à la surveillance des autres détenus.

De même que les prisonniers peuvent gagner une catégorie, grâce à leurs bonnes notes, ils peuvent en perdre par leur négligence, leur mauvaise conduite ou leur mauvais travail. Dans ces cas, l'individu est renvoyé en troisième catégorie, et pour recouvrer sa liberté il doit se soumettre à un travail plus prolongé et plus dur.

C'est à dessein que l'on expose ainsi les détenus de la première classe à des tentations de diverse nature. C'est seulement lorsqu'ils les ont

subies pendant six mois, que M. Brockway propose au conseil d'administration de les mettre en
liberté provisoire. Le conseil a, sans doute, le
droit de rejeter cette proposition pour des motifs
spéciaux, malgré la bonne conduite du détenu,
spécialement lorsqu'il juge que la gravité du délit
commis rendrait dangereuse une aussi prompte
libération ; mais, en fait, il autorise toujours
M. Brockway à mettre le détenu en liberté. Toutefois, la libération n'a lieu qu'après que
M. Brockway s'est assuré que le libéré trouvera
une occupation durable qui lui convienne. Si le
détenu ne trouve pas, par lui-même ou par ses
amis, une occupation de cette nature, M. Brockway s'entremet lui-même pour la lui procurer,
et il ne lui a jamais été difficile jusqu'à présent,
à ce qu'il assure, de trouver une situation convenable pour un détenu recommandé par lui.

L'individu libéré provisoirement doit, pendant six mois au moins, justifier de sa bonne
conduite sous la forme que M. Brockway juge la
plus pratique suivant les cas, par exemple par la
production d'une attestation de son patron. Quand
M. Brockway est convaincu, à l'expiration des six
mois, que le libéré doit être considéré, en fait,
comme corrigé, il propose au conseil d'administration de déclarer la peine subie et de rendre au
libéré sa liberté complète. S'il n'a pas encore
acquis cette conviction, le temps d'épreuve de la
libération provisoire est prolongé. Tant qu'il dure,
M. Brockway a le droit de faire réintégrer l'établissement par le libéré, s'il craint que, laissé en
liberté, il ne s'engage dans une mauvaise voie.
L'individu redescend alors à la seconde classe,
et est traité de la même manière qu'à son entrée.

La libération des prisonniers de l'Institut est
seulement conditionnelle, c'est-à-dire sur *parole*

(sur parole d'honneur) et ils ne reçoivent la liberté finale qu'après une année de bonne conduite.

Pendant les premiers six mois de liberté, le prisonnier est obligé de présenter tous les mois à l'Institut une déclaration sur sa bonne conduite, délivrée par une autorité.

Les prisonniers libérés sur parole sont tenus continuellement sous la surveillance et le contrôle de l'officier de transfert ; si leur conduite n'est pas satisfaisante, ils sont arrêtés de nouveau et ils retournent à l'Institut.

« Le nombre total des individus sortis en 1883 de l'établissement d'Elmira est de 2,295. Ils se répartissent ainsi, au point de vue de la durée de leur séjour à Elmira avant leur libération :

Libération après	12 mois	202	soit	8,9	p. 100
—	— 13 à 15 mois	595	—	16,2	—
—	— 16 à 18 —	372	—	16,2	—
—	— 19 à 24 —	469	—	20,4	—
—	— 25 à 36 —	432	—	18,9	—
—	— plus de 36 mois	225	—	9,1	—

Ce système aurait donné de prodigieux résultats (83,1 p. 100 des libérés *sur parole d'honneur* seraient sortis amendés en l'espace de quinze ans).

Mais cette proportion paraît très exagérée lorsqu'on examine la statistique en détail de 1,722 libérés dont la durée moyenne du séjour a été de 20 mois :

« 156 se sont fixés dans d'autres États et, par ce motif, ont été mis complètement en liberté ;

« 10 sont morts ;

« 128 ont encore à rendre compte de leur conduite, leur temps d'épreuve n'étant pas expiré ;

« 185 n'ont été mis complètement en liberté qu'après l'expiration de la durée maxima de leur peine ;

« 971 ont été mis complètement en liberté après avoir produit, pendant six mois, des rapports satisfaisants sur leur conduite ;

« 126 n'ont point produit les attestations exigées, et l'on ignore ce qu'ils sont devenus ;

« 42 ont été frappés d'autres peines pendant leur temps d'épreuve ;

« 79 ont dû réintégrer l'établissement ;

« 25 sont rentrés volontairement dans l'établissement, parce qu'ils avaient perdu leur situation pendant le temps d'épreuve, et ne pouvaient trouver d'occupation ailleurs. »

En ne comptant pas les 10 morts, ce sont donc 535, ce qui nous donne la proportion de 31 p. 100, et non de 17 p. 100, gens qui n'ont pas été amendés. D'ailleurs, la surveillance qui est exercée sur les individus libérés provisoirement est si superficielle, qu'en supposant que ceux qui se sont soustraits à l'obligation presque insignifiante de rendre compte de leur conduite sont retombés dans la voie du crime, on a plus de chance d'être près de la réalité des faits, qu'en présumant, comme le fait M. Brockway, que tous ceux qui ont satisfait à cette obligation doivent être considérés comme amendés. »

La statistique suivante, qu'en homme consciencieux il nous donne lui-même, et qui répond exactement à ce qu'ont trouvé les anthropologistes criminalistes, en nous démontrant combien y sont nombreux les criminels-nés et les héréditaires, rend encore moins admissible un trop grand nombre de guérisons.

STATISTIQUE BIOGRAPHIQUE D'ELMIRA

CONCERNANT LES PARENTS DES DÉTENUS

Héréditaires.

		P. 100
Folie ou épilepsie des ancêtres. . .	499 —	13,7
Ivrognerie constatée	1,408 —	38,7
Douteuse	403 —	11,1
Modérés	1,825 —	50,2
Sans aucune éducation	405 —	13,6
Sachant à peine lire et écrire. . . .	1,305 —	38,1
École ordinaire.	1,592 —	43,8
École supérieure	164 —	4,5

Conditions pécuniaires.

Pauvres	173 —	4,8
Sans aucune épargne	2,801 —	77,0
Avec des moyens	662 —	18,2

Education et instruction des détenus.

Sans aucune instruction	710 —	19,5
Qui lisent à peine	1,814 —	49,9
École ordinaire commune	979 —	26,9
École supérieure et plus	133 —	37,0

Caractères des détenus.

Vraiment pervers	2,072 —	56,9
Peu bons	1,439 —	39,6
Douteux	64 —	1,8
Bons	61 —	1,7

Condition physique des détenus.

Faibles ou malades	200 —	5,5
Avec peu de santé	301 —	8,3
Avec bonne santé	3,125 —	86,2

Conditions mentales des détenus.

Capacité naturelle.

P. 100

Au-dessous de la moyenne.	73	—	2,0
Moyenne.	789	—	21,7
Bonne.	2,300	—	63,2
Excellente	1,366	—	37,6

Bon sens des détenus.

Sans bon sens	1,572	—	43,2
Avec peu de bon sens.	1,040	—	28,6
Ordinaires.	916	—	25,2
Avec beaucoup de bon sens. . . .	108	—	3,0

Condition morale des détenus.

Susceptibilité aux impressions morales bonnes.

Sans susceptibilité	1,318	—	36,2
Peu susceptibles.	1,310	—	36,1
Susceptibilité ordinaire.	851	—	23,4
Susceptibilité spéciale.	157	—	4,3

Sens moral.

Sans sens moral	1,791	—	49,3
Susceptibles de quelque sens moral.	1,112	—	30,6
Ordinairement sensitifs.	553	—	15,2
Spécialement sensitifs	177	—	4,9

Occupations.

Servantes	376	—	10,4
Ouvriers communs.	1,197	—	32,6
Ouvriers mécaniciens.	1,343	—	36,9
Commerçants	633	—	17,7

Professions.

Législatives	16			
Médicales	36		87	— 2,4
Théologiques.	10			
Enseignantes.	25			

Caractères et relations de la vie domestique.

		P. 100.
Méchanceté	1,883 —	51,8
Probité (seulement).	1,453 —	39,9
Bons.	300 —	

Durée de la vie domestique.

Individus qui ont quitté leur famille avant l'âge de 10 ans.	187 —	5,2
Entre l'âge de 10 à 14 ans.	126 —	6,2
Après l'âge de 14 ans	1,121 —	30,8
Qui restèrent à la maison paternelle jusqu'à la perpétration du crime.	2,102 —	57,8

Nul plus que moi ne peut être un chaud partisan de cette réforme. Car ici mon amour-propre et ma passion pour mes théories sont en jeu. En effet, l'étude individuelle somatique de chaque criminel, l'application des traitements somatiques, l'instruction non théorique, mais pratique et individualisée, ne peuvent manquer de donner quelques résultats, même sur des criminels-nés. L'emploi que l'on fournit, ou les ressources que l'on met à la disposition des criminels, à leur sortie, doivent être une entrave à la récidive des crimes contre la propriété. Mais je ne crois pas que, pour le criminel-né au moins, l'entrave puisse être solide et durable. Or, quand j'en vois 49 p. 100 ne possédant pas le sens moral, 12 p. 100 qui ont délaissé la maison paternelle avant l'âge de quatorze ans, ou nés de parents épileptiques, 37 p. 100 de parents alcoolisés, et 56 p. 100 qui ne manifestent aucun repentir, je ne crois pas, et je suis ici d'accord avec M. Tallack (*Penological and preventive principles*, 1889) qu'ils puissent s'amender complète-

ment, grâce à un traitement de massage et de
bains froids, ou chauds, joint même à l'instruction
la plus accomplie. Et cela d'autant plus que les
enfants qui seraient le plus facilement corrigibles
ne sont pas acceptés, que les jeunes gens sont
mêlés ici aux adultes, ce qui est toujours une
source de danger, et qu'un nombre aussi grand
d'admis (plus de 800) rend difficile une étude
individuelle approfondie. De plus, le traitement
somatique, pour être efficace, devrait être bien
plus médical et plus individualisé que ne l'est
celui des douches, de la gymnastique et du massage. Il faudrait, par exemple, essayer la noix
vomique pour les enfants alcoolisés ou fils d'alcoolisés, le mercure et l'aurum pour les fils de
syphilitiques, le traitement au *phosphore* pour les
faibles d'intelligence, le bromure, le cuivre, etc.,
pour les épileptiques. La gymnastique et les exer-
cices militaires feront, ici, toujours plus de mal
que de bien, car les criminels deviendront plus
agiles, plus forts ; ils le sont déjà trop, puisque
l'agilité est une de leurs caractéristiques.

On nous donne aussi, comme preuve de leur
réhabilitation, des statistiques, très bornées à vrai
dire, dans lesquelles on voit qu'une douzaine de
jeunes gens, après ce traitement, sont devenus
plus grands, plus forts et ont gagné en poids et
en capacité pulmonaire. Mais ce n'est pas le
développement physique qui manque aux criminels-nés ; au contraire, ils sont, plus que les
autres (comme je l'ai démontré) prédisposés à la
croissance précoce. C'est même passé en proverbe :
Mauvaise herbe croît toujours. Il fallait, au lieu
de cela, nous donner la preuve du changement

de sens moral, preuve très difficile à produire, sauf dans l'épistolaire. Il est vrai qu'on nous annonce qu'ils offrent un minimum de récidives, mais il faudrait savoir pendant combien de temps ces résultats persistent. Pour ma part, je n'y crois que pour les criminaloïdes et les criminels par passion auxquels on a ainsi ôté toute occasion de crime. En ce moment, je vois un rapport de miss Nighton, où il est parlé de deux meurtres perpétrés en un an dans cet établissement où la syphilis même ne serait pas inconnue.

Mais, après ces critiques, nous devons avouer que cet essai est digne de la libre Amérique et que jamais en Europe on n'a tenté une épreuve dans des proportions aussi grandioses.

Si Elmira peut être au moins en partie critiquée, combien ne faut-il pas blâmer les autres établissements à base sentimentale.

Nous trouvons, par exemple, déplorable le luxe de nourriture donnée dans la prison de Folsone (pain chaud, thé, café, sirops, confitures, vins). C'est une ironie ; c'est même une incitation au crime pour l'honnête ouvrier qui n'a pas seulement du pain noir. C'est une justification de la loi de Lynch ; car qu'espérer d'un traitement qui n'est fait que pour encourager le crime et dans lequel la peine ne semble être qu'un prix ? Et nous voyons par Tallack (*op. cit.*) que tous les « *reformatories* » de jeunes gens, surtout lorsque ceux-ci sont mêlés aux adultes, ont donné les pires résultats. Après libération, ils incendient leurs maisons, leurs navires, et lorsque ensuite on les emprisonne, ils sont les pires prisonniers.

Dans le *Reformatory de Concord* (Aschrott) le

directeur autorise les détenus à former entre eux
des clubs, et à donner des soirées! Ces clubs
doivent être dirigés par des détenus de la première
classe, qui répondent de l'ordre; les détenus de
la troisième classe en sont exclus. Les employés
du *Reformatory* n'ont point accès dans ces clubs,
qui sont exclusivement réservés aux détenus des
deux premières classes et ils ne peuvent y pénétrer qu'à titre d'invités. Des scrutins de ballottage
ont lieu pour la nomination des membres de ces
clubs; l'exclusion peut être prononcée dans la
même forme. Lors de la visite de M. Aschrott, il
y avait six clubs organisés dans le *Reformatory*
de Concord : il eut l'occasion d'assister à deux
soirées, où il vit un certain nombre de détenus
portant une cravate claire, et un œillet à la bou-
tonnière : il entendit lire des vers, déclamer des
morceaux de littérature historique ou comique,
chanter des chansons, jouer du piano, etc.; tout
se passa dans le plus grand ordre, et les détenus
paraissaient s'amuser beaucoup. Le visiteur n'ayant
pu s'empêcher de formuler quelques réserves sur
l'opportunité de ces distractions, le directeur
répondit que tous ses efforts tendaient à faire du
séjour du *Reformatory* l'image de la vie réelle, et
à relever le goût et l'esprit des détenus par l'habitude de la sociabilité; mais on peut se demander
ce que devient, à travers ces plaisirs et ces fêtes,
le caractère intimidant de la peine.

Tous ces essais, toutefois, peuvent avoir leur
bon effet. Certainement, lorsqu'on sèvre de bonne
heure le criminel, *in spe*, lorsqu'on lui ôte toutes
les occasions de crime, et qu'on lui ouvre toutes
les voies du succès, on finit par triompher de son

ienchant au crime. Mais on obtient ce résultat chez les criminaloïdes, chez les gens incertains entre le vice et la vertu. C'est ainsi qu'en Angleterre où les « *ragged schools* », les « *home for little boys* » donnent les moyens et l'instruction d'un art à plus de 3,871,000 enfants, on a vu les crimes diminuer dans ces dernières années.

Les condamnés à la servitude pénale qui étaient, en moyenne, de 2,589 en 1854, furent de 1,978 en 1864, de 1,633 en 1874, de 945 en 1884, de 729 en 1891. Et cependant la population était de 19,254,000 en 1859 à 29,401,647 en 1890.

Et cela peut encore mieux se démontrer dans une petite région où les statistiques sont plus certaines, plus faciles à contrôler, à Genève (1). Dans l'intéressante monographie sur la criminalité à Genève, M. J. Cuénoud prouve que la criminalité y décroît. Dans la période de 1829 à 1838, les criminels condamnés par la cour criminelle furent de 79 p. 100,000 habitants. Dans celle de 1872-85, ils furent de 12 p. 100,000. Ceux condamnés par le tribunal correctionnel, étaient de 1,000 p. 100,000 de 1829 à 1838, et seulement de 300 dans la dernière période. Cette décroissance s'est manifestée malgré l'afflux de plus en plus grand des étrangers ; — on sait que l'élément étranger fournit partout aux statistiques criminelles un contingent proportionnellement très élevé. — M. Cuénoud attribue la décroissance de la criminalité à Genève au développement activement favorisé de l'instruction populaire et de l'éducation morale et religieuse.

_____

(1) *La criminalité à Genève au XIX⁰ siècle*, par John Cuénoud.

Le bureau central de bienfaisance, les asiles de nuit (8,946 hôtes en 1886), l'assistance par le travail, la protection de l'enfance abandonnée, les refuges pour le relèvement des filles repenties (1,200, en 1881) ; les 88 sociétés de Secours mutuels (1), les sociétés de tempérance, les mesures restrictives de la vente des boissons alcooliques, ont été les causes de cette diminution, qui est plus grande dans la population indigène (pendant 50 ans la diminution y a été de 9/10).

L'influence des maisons de corrections et des écoles agricoles se voit encore mieux en Belgique, comme nous le démontrent ces chiffres publiés dans l'*Annuaire de la Statistique belge* (1890) :

ANNÉES	POPULATION moyenne.	MOYENNE des DÉTENUS		DÉPOTS de mendicité.	ÉCOLES agricoles.
		dans les prisons.	dans les maisons de réforme.		
1840	4,072,619	6,981	—	2,828	—
1850	4,426,205	7,001	266	3,478	266
1860	4,731,996	5,942	352	2,448	352
1865	4,827,833	5,107	437	2,179	437
1870	5,087,826	4,701	550	1,925	550
1875	5,336,185	3,126	847	2,014	847
1880	5,520,009	3,705	1,015	2,857	1,005
1885	5,853,278	4,416	1,090	3,614	1,090
1886	5,900,975	4,616	1,049	3,933	1,049
1887	5,974,743	4,671	1,010	4,092	1,010
1888	6,030,043	4,314	1,000	4,399	1,006
1889	6,093,798	4,634	923	4,740	923

En comparant les chiffres des détenus dans les

(1) *Bulletin de la Société Genevoise d'Utilité publique*, t. VII, p. 32-33.

prisons et dans les maisons de réforme avec celui de la population moyenne, on voit que, dans les premières années, et particulièrement en 1850, les détenus étaient dans la proportion de 18 pour 10,000; cette proportion se réduit dans les dernières années à peu près à 9 p. 1,000.

Inversement dans les écoles agricoles, dans les maisons de réforme, dans les dépôts de mendicité, la proportion a augmenté du triple dans les deux premiers, du double dans les troisièmes, mais pas cependant dans des proportions absolument constantes.

CHAPITRE IV

LES THÉORIES NOUVELLES DE DROIT PÉNAL

Un des premiers effets des progrès de l'anthropologie criminelle est la création de nouveaux systèmes criminologiques. On a beau se méfier des faits, les bafouer, ils s'imposent d'eux-mêmes, et on comprend qu'on ne peut plus continuer à baser tout l'échafaudage du code sur une hypothèse à laquelle personne ne croit plus, pas même les plus orthodoxes, même ceux qui ne veulent pas qu'on touche en rien au passé.

« On avait cru (écrit M. Sarcey, qui prône toutefois la justice classique, ou tout au moins on avait fait semblant de croire, que tout homme (sauf les cas de folie très caractérisée, de folie indéniable) était responsable des actes commis par lui. La vérité est qu'on n'en savait rien.

« Ce que nous appelons la liberté n'est, chez nous, que l'ignorance ou l'inconscience des motifs multiples qui nous font agir. »

Appuyer, après cela, le code pénal sur cette responsabilité, serait bien étrange.

I. — GAROFALO. — Pendant que Ferri étudiait

les différentes causes de la criminalité et indiquait les principaux moyens d'en prévenir l'éclosion, Garofalo concevait le projet de reconstruire le droit pénal d'après la méthode expérimentale. Ses premiers essais datent de 1876, mais on retrouve déjà l'esquisse de son plan dans une brochure publiée à Naples en 1870 et portant le titre « *Di un criterio positivo della penalita* ».

Son grand ouvrage : *La Criminologie* paraissait à Turin en 1885, suivi de trois éditions françaises (Paris, F. Alcan, éd., 1888, 1890 et 1892) et d'une deuxième édition italienne (Turin, 1891).

L'importance de cet ouvrage est double : d'abord, comme critique, parce que M. Garofalo sape tous les fondements de la théorie pénale qui domine aujourd'hui dans nos facultés de droit, en lui refusant tout caractère scientifique et en soutenant qu'elle marche contre le vrai but de la législation; ensuite, comme reconstruction, parce qu'il s'empresse de substituer aux principes qu'il rejette, toute une nouvelle théorie, qui forme un traité complet d'un droit pénal essentiellement différent de l'autre.

Pour bien apprécier l'œuvre de M. Garofalo, il ne suffit donc pas d'être au courant des études anthropologiques et sociologiques de nos jours; il faut connaître encore l'état de la science pénale et de la jurisprudence. C'est alors seulement qu'on peut s'apercevoir de l'incompatibilité presque invraisemblable entre la science d'un côté et le droit pénal de l'autre. C'est une lourde tâche que M. Garofalo s'est imposée : mettre à la portée de son lecteur l'état actuel de la théorie des juristes et de ses applications, et au cours de cette ana-

lyse, placer, en regard de chacune des maximes
réfutées par lui, celle qui dérive logiquement de
la science expérimentale.

Pourquoi le droit pénal n'est-il pas scientifique ? Parce qu'il plane dans le champ des hypo-
thèses abattues par l'observation. Il en est ainsi
de l'idée que le criminel est un homme comme
tous les autres, ayant commis une ou plusieurs
fautes sans lien qui les rattache, et qui constituent
le genre d'activité *nécessaire* à l'individu. Il en
est de même du principe de la responsabilité
morale à laquelle les juristes de notre époque
prétendent proportionner la pénalité; — du principe de la relation idéale entre la peine et le
délit ; — des circonstances qui sont considérées
comme atténuantes ou aggravantes, introduites
dans la législation en vertu du principe de la
responsabilité morale. « En effet — dit l'auteur
— la conséquence logique de ce principe, c'est
qu'un acte est d'autant moins punissable que la
passion a été plus forte et irrésistible chez l'agent,
ce qui, en contredisant le but de la défense sociale,
en montre une fois de plus l'incompatibilité avec
le principe de la responsabilité morale. Qu'on
remplace cette considération par celle de la perversité du délinquant, et l'on s'apercevra que
plusieurs circonstances, que l'on s'est accoutumé
à appeler atténuantes, deviennent tout à fait indif-
férentes ou exigent un traitement différent. Les
mots de *douceur* et de *rigueur* devraient même
disparaître du dictionnaire des criminalistes, car
de pareilles circonstances sont étrangères au but
de la pénalité. »

M. Garofalo ramène toute sa théorie à la détermination de la *vraie nécessité sociale*, et il soutient que le critérium de la proportionnalité doit être remplacé par un critérium d'*idonéité* du coupable à la vie sociale. Sous une forme un peu différente, il avait déjà fait l'énonciation de ce critérium dans son premier ouvrage, et il avait forgé le mot « *temibilita* » qui n'a pas d'équivalent en français, pour désigner la quantité de mal prévu qu'on peut redouter de la part du criminel en raison de sa perversité constante et agissante.

« Il n'y a là — dit l'auteur — qu'un complément logique de la théorie de la défense sociale moyennant les peines ; — s'il y a quelque chose d'étonnant, ce n'est pas, à coup sûr, l'énonciation d'un pareil critérium ; c'est bien plutôt le fait que les partisans mêmes de cette théorie n'aient jamais songé à s'en servir ! Car, lorsqu'il a fallu établir les règles de la pénalité, ils ont eu recours, les uns à la gravité objective du délit, mesurée selon le dommage ou l'alarme, les autres, à la force qui a poussé le délinquant, le tout limité par l'idée de la responsabilité morale et sans se préoccuper d'examiner la valeur intrinsèque de la peine dans les différents cas en rapport du but qu'il fallait atteindre. »

Arrivé à ce point, Garofalo déclare que le mérite ou le démérite des actions humaines et la justice de la récompense ou du châtiment subsistent également pour les positivistes. Le mérite ne disparaît pas d'une action par le fait qu'elle est déterminée, pourvu que cette action dépende du caractère de l'individu et ne puisse pas être attribuée à d'autres qu'à lui-même. Ce qu'il s'agit de voir, c'est si la force déterminante n'est pas

autre que le *moi ;* peu importe du reste la raison
pour laquelle *le moi est ce qu'il est.* La justice
ne peut en souffrir que lorsqu'on punit pour
l'exemple, c'est-à-dire lorsque, pour prévenir les
délits *des autres*, on fait succomber un individu
qui aurait mérité un traitement moins rigoureux.

« L'exemplarité de la peine ne sera qu'un effet
naturel de la peine juste, c'est-à-dire appropriée
à l'individualité du coupable, mais la considération de l'exemple ne doit pas l'emporter. Voilà la
vraie justice, celle qui met des bornes à la rigueur
du principe : *Salus populi suprema lex.* Voilà la
formule : Que chacun ne souffre, à cause de la
peine, ni plus ni moins que *son individualité* ne
le mérite. Cette maxime rend impossibles toutes
les exagérations : celles de l'individualisme aussi
bien que celles de l'utilitarisme. »

Mais comment faire pour mesurer la perversité
du coupable ou son degré de *témibilité*, pour
appliquer en un mot la théorie de l'*idonéité* à la
vie sociale?

C'est ici que Garofalo ramène le lecteur à
l'anthropologie et à la psychologie des criminels.
Il y a pour lui un criminel typique, l'*assassin*,
parfois reconnaissable quoiqu'il n'ait pas encore
tué. Il y a ensuite deux autres types dont la
caractéristique principale est, pour l'un, l'absence
du sentiment de *pitié ;* pour l'autre, l'absence du
sentiment de *probité.*

Ces deux types ont généralement des caractères
physiques et surtout des traits physionomiques
très marqués. Mais il y a de nombreuses distinc-
tions à faire, d'où il résulte des sous-classes qui
s'éloignent toujours plus de la grande monstruo-

4.

sité, pour se rapprocher du commun des hommes.
On arrive ainsi à une classe *intermédiaire* qu'on
ne peut pas déclarer insociable et dont les délits
dépendent plutôt de la mauvaise éducation ou de
la *rudesse* que de l'absence ou faiblesse de sens
moral.

C'est en analysant ces différentes classes que
Garofalo indique pour chacune le moyen de
répression convenable selon que son anomalie
est plus ou moins irréductible, sa possibilité
d'adaptation plus ou moins grande. Ici, rien
d'aprioristique. Tout est fondé sur l'expérience.
Le besoin d'élimination diminue à mesure que
l'on s'éloigne du criminel typique. Donc, après
la mort — ou l'asile pour les criminel aliénés, —
la déportation transocéanique et perpétuelle,
ensuite la relégation pour un temps indéterminé
et qui sera défini par la conduite même du coupable; puis la colonie ouvrière ou agricole ; enfin
la simple exclusion d'un milieu donné ou d'une
situation ou fonction particulière ; l'emprisonnement ne trouve presque pas de place dans ce
système.

Pour les délinquants qu'il ne faut pas éliminer,
Garofalo trouve tout à fait inutiles les peines corporelles d'un genre quelconque. La contrainte
rigoureuse en *dédommagement* du mal matériel
et moral dont on a été la cause, est le seul but
qu'il faille poursuivre, en obligeant le coupable
au payement de deux amendes : l'une au bénéfice
de l'État, comme réparation du trouble et dédommagement des frais ; l'autre au bénéfice de la
partie lésée par le délit, dont la mesure devrait
varier selon la fortune du coupable et sa possibi-

lité de la payer au moyen de son travail. Mais
cette contrainte devrait être tellement sévère
que toute possibilité de s'y soustraire deviendrait
impossible. Les prolétaires eux-mêmes devraient
acquitter leur dette en déposant le superflu de
leur salaire, c'est-à-dire tout ce qui n'est pas
strictement nécessaire à leur subsistance. Les
fainéants et les récalcitrants seraient enfin enrôlés
dans une compagnie d'ouvriers pour le compte de
l'Etat où ils travailleraient bon gré mal gré jusqu'à ce qu'ils aient payé leurs amendes à l'Etat et
à la partie lésée.

Par une telle extension donnée à l'institution du
dédommagement, on pourrait dans la plupart des
cas abolir la peine inutile, onéreuse et démorali-
sante de l'emprisonnement.

Ainsi donc : élimination et réparation, voilà les
deux formes rationnelles de la répression, dont
la dernière peut opérer toute seule dans tous les
cas où l'insociabilité du délinquant n'est pas prouvée.

Tout ce système se rattache donc à l'idée de
deux grandes classes de délinquants : les uns, les
vrais criminels, ceux qui commettent les vrais
crimes et qui ont une imperfection morale, une
anomalie psychique, quelque chose qui les rend
différents du commun des hommes civilisés de
leur époque. Garofalo insiste beaucoup sur son
idée du *délit naturel*, qui est le point de départ
de sa théorie. Sa distinction des crimes d'après
l'absence du sentiment de pitié ou du sentiment
de probité que le fait révèle chez le criminel est
fondamentale; et malgré de nombreuses critiques,
elle commence à trouver bien des adhérents. On

a eu beau lui objecter que son analyse psychologique était incomplète ; il a bien fallu convenir
que de nos temps, dans une société civilisée, l'idée
du crime se rattache toujours au manque de
pitié ou de probité chez son auteur. Lorsque
cet élément fait défaut, il n'y a pas de vrai crime ;
il n'y a, selon les cas, qu'une révolte, une déso-
béissance, ou une contravention. C'est à cette
idée que l'auteur ramène continuellement toute
sa théorie, et pour cause, car une étude scientifique n'est pas possible si l'on confond ensemble
toutes les actions qu'un État doit réprimer par
des peines. Les simples révoltés, de même que
les criminels politiques, doivent être l'objet d'autres études. Garofalo a voulu s'occuper seulement de l'anomalie particulière à ceux que la
conscience publique considère comme de vrais
criminels. C'est pour ceux-ci qu'il construit son
système de répression, pendant que pour les
autres il croit utile un code différent. — C'est
à ce propos qu'il remarque qu'une spécialisa-
tion toujours plus grande est le signe du progrès
juridique ; et que, comme on a déjà distingué
les délits des *contraventions*, on en viendra à
distinguer les crimes des *révoltes*, de sorte qu'un
nouveau code pourra prendre place à côté de celui
de la criminalité. — L'œuvre de Garofalo a été
largement discutée, surtout sa tentative de distinguer l'anomalie psychique des criminels comme
quelque chose de différent d'une vraie maladie.
C'est sur ce point que l'école médicale française
a soulevé des objections, et que moi-même je ne
suis pas parfaitement d'accord avec lui. Il faut
reconnaître, pourtant, qu'au point de vue de la

législation, cette distinction est très pratique, et
que scientifiquement elle peut se soutenir si, en
abandonnant les généralisations, on considère
l'anomalie des criminels comme une déviation d'un
genre à part et qui peut subsister malgré l'absence
des états morbides reconnus généralement comme
tels.

Ce n'est pas d'ailleurs aux principes du code
que la nouvelle école borne ses critiques. A peu
de chose près, elle renverse tout le système de
procédure. C'est M. Garofalo qui, dans sa *Crimi-*
nologie et dans plusieurs autres ouvrages, a conduit sur cette voie les nouveaux criminalistes.
Sa qualité de magistrat lui plaçait sous les yeux
les absurdités sans nombre du système de procédure inventé par les juristes. M. Garofalo se
déclare avant tout contre l'ingérence de la même
magistrature dans les affaires civiles et criminelles,
les deux choses n'ayant rien de commun. Il propose par conséquent le partage de la magistrature en deux corps séparés ayant fait des études
différentes, car à ceux qui doivent siéger au
criminel il faut la connaissance de la statistique,
de l'anthropologie et de la criminologie positiviste.

Le jugement doit tout à fait changer de nature.
Le système actuel d'accusation et de défense est
primitif et presque barbare. Le magistrat, les
faits établis, n'a qu'un diagnostic à faire sur la
nature du criminel, sur son degré de perversité,
sur ce qu'on a à craindre de lui. Pour en venir
là, à quoi bon accuser ou défendre ? Ce qu'il
faut faire, c'est tout simplement un examen appro-
fondi du criminel lui-même, et surtout de ses

antécédents. Il s'agit tout simplement d'une enquête, qui doit être menée avec soin et patience
et ne pas négliger les détails. Comme dans
toutes les commissions, l'un des membres sera
le rapporteur, mais tous devront examiner le prévenu. C'est seulement lorsqu'il n'y a pas de flagrant délit et que le prévenu proteste de son
innocence, que la défense signifie quelque chose,
et c'est alors qu'elle devrait avoir tous les moyens
de rétablir la vérité.

M. Garofalo accable de ses sarcasmes l'institution du jury, dont il prouve l'absurdité; pour
l'honneur de notre époque, il demande l'abolition
de cette institution, qui lui fait honte, hormis
pour les crimes politiques. Il n'est pas non plus
enthousiaste de l'institution de la liberté provisoire, qu'il voudrait voir entourée de garanties
sérieuses, et qui n'a vraiment pas le sens commun lorsqu'il y a eu flagrant délit ou qu'un premier jugement a déjà établi la culpabilité.

C'est en visant aux peines qu'il faut réduire le
rôle de la prison : fidèle à ses idées sur la subs-
titution de l'amende au bénéfice de la partie lésée,
à la peine inutile de l'emprisonnement pour les
infractions légères, M. Garofalo développe tout
un nouveau système fort pratique pour con-
traindre les condamnés au paiement de l'amende.

La *Criminologie*, ayant un caractère juridique
plus prononcé que les autres ouvrages de la nouvelle école, s'est répandue plus particulièrement
dans le monde du barreau et de la magistrature.
Comme nous l'avons dit, c'est une reconstruction
du droit pénal à base scientifique, c'est-à-dire sur
un plan tout à fait nouveau, et en écartant les

difficultés que les études anthropologiques présentaient à ceux qui n'étaient pas des savants.

II. — Fioretti. — Plusieurs écrivains ont
adhéré à son système : je citerai entre autres M. Fioretti et M. Carelli. Le premier, dans son ouvrage
« *La legittima difesa* », prouve l'inconséquence de
la loi pénale qui, en mettant des bornes excessives
au droit de repousser d'injustes attaques, renie
une fois de plus sa mission, qui est la protection
des honnêtes gens contre les délinquants. Le livre
de M. Fioretti est fort estimé à cause de la critique
approfondie qu'il fait de nos codes sur ce point
spécial, en suivant les idées positivistes.

M. Carelli s'est rangé de même parmi les novateurs : son « *Crimen morbus* » et son appendice à
la *Criminologie* (2ᵉ édition italienne) appuient la
méthode expérimentale, et contiennent d'intéressantes études sociologiques.

III. — M. Lévy-Bruhl est lui-même, quoi qu'il
dise, avec nous.

« Quels sont les rapports du crime et de la folie?
se demande-t-il (1). Y a-t-il des criminels que
l'on doive considérer comme aliénés, et par suite
comme irresponsables, au moins partiellement?
L'opinion commence à s'inquiéter de ce problème. Elle en demande la solution à la science
chaque fois qu'un crime extraordinaire vient
surexciter la curiosité générale. Pour les délits
et les crimes vulgaires, la question ne se pose
pas. Le caissier qui a joué et perdu l'argent de
son patron, la fille séduite et abandonnée qui se

(1) *La responsabilité des criminels.* Paris, 1890.

venge de son amant, ne sont point des énigmes psychologiques. Les motifs qui ont déterminé leurs actes apparaissent tout ensemble très coupables et très humains. Mais il y a des crimes qui étonnent en même temps qu'ils épouvantent. La férocité que ces crimes supposent, le sang-froid monstrueux dont leurs auteurs ont dû faire preuve en les accomplissant, l'énormité du forfait souvent disproportionnée aux mobiles qui l'ont causé, tout cela nous révolte et nous déconcerte à la fois. Nous sentons confusément que ces hommes ne sont pas nos « semblables » dans toute la force du terme, et qu'il leur manque un des attributs essentiels de l'humanité, la sympathie, le sens moral. Nous le sentons encore davantage lorsque nous voyons des criminels, en cour d'assises, montrer une insensibilité complète et nullement simulée, rester impassibles en présence du cadavre de leurs victimes ou dans les confrontations les plus douloureuses, et ne donner enfin aucun signe d'émotion et de regret. « Ce sont des monstres, » dit-on communément. De là à dire « ce sont des fous », il n'y a qu'un pas, et ce pas a été franchi plus d'une fois.

« Tout d'abord, il faut se défaire d'un préjugé contre lequel les aliénistes sont unanimes, depuis longtemps, à protester. On pense généralement que, sans un trouble apparent des facultés intellectuelles, il n'y a point de folie. Et pourtant il existe une folie morale, comme il existe une folie intellectuelle. Elles s'accompagnent, il est vrai, dans la plupart des cas, mais elles peuvent se présenter l'une sans l'autre ; ou plutôt, tandis que la folie intellectuelle ne va pas sans la folie morale, cette dernière peut apparaître et demeurer seule.

Mais de même qu'il y a des aveugles-nés et

d'autres qui ont perdu la vue à la suite d'une maladie ou de quelque accident, de même il y a des « aveugles moraux » dont la cécité est due à une affection mentale qui commence, et d'autres chez qui l'absence du sens moral paraît être innée.

« Il faut ajouter que l'hérédité joue ici un rôle considérable. Les « aveugles moraux » sont le plus souvent issus de parents fous ou épileptiques. Les recherches statistiques sur les criminels en général confirment le fait. « Quarante-six fois sur cent, dit M. Tarde (1), les délinquants ont eu des pères et des mères alcooliques, et quatorze fois sur cent des parents ou ascendants directs, aliénés. Si on ajoute ceux qui ont eu des parents épileptiques, hystériques, ou délinquants eux-mêmes, on arrive à une proportion totale de 90 p. 100. » Les « aveugles moraux » de naissance sont donc, pour la plupart, des cas de dégénérescence héréditaire. Cela s'explique d'autant mieux que le sens moral (l'ensemble des sentiments et des affections qu'on désigne par ce mot), étant la plus récente acquisition de l'espèce humaine, en est aussi la plus précaire et la plus fragile. On connaît la loi établie par M. Ribot pour la dégénérescence des êtres vivants : « Ce qui a été acquis en dernier se perd en premier. » Rien de plus conforme à cette loi, si la « cécité morale » apparaît fréquemment chez les enfants de parents alcooliques, hystériques ou aliénés.

« Sans doute, les « aveugles moraux » connaissent encore la distinction du bien et du mal. Ils savent fort bien qu'il faut faire telle chose, et qu'il faut s'abstenir de telle autre. Ils le *savent*, mais ils ne le *sentent* pas, et, dès lors, il est presque inévitable qu'ils agissent comme s'ils ne savaient

_____
(1) *La Philosophie pénale*, p. 177.

pas. Car « la connaissance pure ne détermine pas
l'action » : c'est une loi que la psychologie con.-
temporaine (la psychologie anglaise surtout) a mise
hors de conteste. Jamais nous ne sommes entraînés
à agir par une idée pure, par la conclusion logique
d'un raisonnement, par la simple représentation
d'un objet ou d'une personne. Ce qui nous met
en branle, c'est l'attrait exercé par cette idée ou
par cette personne, les désirs ou les répulsions
qu'elles font naître en nous, les tendances super-
ficielles ou profondes de notre nature qu'elles
éveillent. Mais ce qui nous laisse froid et insensible ne nous fait point agir. Chaque jour, cette
loi se vérifie, sur les foules comme sur les individus. Les uns et les autres agissent, non d'après
ce qu'ils savent, mais selon ce qu'ils aiment.
Jamais personne ne s'est sacrifié pour une idée à
laquelle il n'eût déjà donné son cœur.

« Par suite, connaître la distinction du bien et du
mal n'a pas le même sens ni la même valeur pratique
pour un homme ordinaire ou pour un « aveugle
moral ». Savoir qu'il est mal de violer, d'empoisonner, d'égorger, pour une conscience normale,
c'est en même temps détester ces actions criminelles, en avoir une horreur insurmontable, et
éprouver une répulsion instinctive à la seule idée
de les commettre. Par là, la conscience de l'homme
civilisé diffère de celle du sauvage, qui torture,
massacre et dévore son ennemi, ou simplement
un étranger, sans plus de scrupule que le boucher
abat un bœuf et le dépèce. La conscience normale sent qu'un crime de ce genre la révolte,
qu'elle ne pourrait à aucun prix s'y résoudre, et
que si, dans un moment de passion exaspérée,
elle se laissait aller à le commettre, elle serait
incapable de goûter dans la suite un moment de
repos : de là les affres du remords et le besoin

d'expiation. Chez l'aveugle moral, rien de semblable.

« La distinction du bien et du mal, la qualification du crime restent pour lui une définition conventionnelle, et, pour ainsi dire, platonique. S'il s'abstient de le commettre, ce sera peut-être faute d'occasion, ou crainte des conséquences, mais non parce qu'un sentiment humain l'en a détourné.

« Aussi les aveugles moraux sont, non pas des *criminels-nés* de Lombroso, mais des *candidats au crime;* et il semble également difficile de considérer leur responsabilité comme nulle, et de la considérer comme entière. Ils ont conservé, il est vrai, le discernement du bien et du mal, mais ce discernement ne peut avoir d'influence réelle sur leur conduite, parce que tout sens moral leur fait défaut. Chez les autres hommes, la connaissance du mal a la valeur d'un instinct énergique, qui s'oppose efficacement aux impulsions des passions violentes. Pour les aveugles moraux, la distinction du bien et du mal reste purement verbale. Elle se confond avec la distinction de ce qui est toléré ou défendu, de ce qui expose ou n'expose pas à la prison et à l'échafaud. Abstraction faite de ces conséquences sociales, elle ne dit rien à leur esprit ni à leur cœur. Il leur est donc infiniment plus difficile qu'à un homme normal de s'abstenir du crime auquel l'occasion les pousse, sans que cependant cela leur soit rigoureusement impossible. On devrait donc, semble-t-il, conclure que leur responsabilité est partielle, atténuée dans la proportion où leur « cécité morale » est plus ou moins prouvée.

« Si la « cécité morale » de naissance existe réellement (et l'observation ne permet pas d'en douter), elle devrait être une cause d'irresponsabilité, partielle au moins, aussi bien que la

faiblesse d'esprit pour les « imbéciles », les
« insuffisants » et les idiots. Tout le monde est
d'accord lorsqu'il s'agit d'un trouble des facultés intellectuelles : pourquoi ne l'est-on point
quand il s'agit d'une perversion innée de sens
moral ?

« La raison en est qu'ici les difficultés de la
pratique interviennent. Les « imbéciles », les
idiots sont incapables de se maintenir dans le
commerce ordinaire de la société. Leur état
mental se trahit de lui-même. Ils sont placés dans
des asiles, en général, avant qu'ils aient pu
commettre un acte dont les tribunaux auraient à
connaître. Si pourtant un idiot se rend coupable
d'un assassinat, ou d'un incendie, il est déclaré
irresponsable, comme ayant agi sans discernement.
Cette irresponsabilité n'inquiète personne, car
elle ne pourra jamais être invoquée, pour sa
défense, par un autre assassin ou un autre incendiaire. Mais les « aveugles moraux » sont bien
autrement dangereux pour la société. D'abord, ils
y vivent, ou plutôt vivent à ses dépens. Leur
perversité naturelle, leurs mauvais instincts, les
attirent naturellement vers l'armée du crime. Ils
en sont les recrues assurées. Ils s'y instruisent,
ils prennent les mœurs de la profession, et
l'autorité publique n'a prise sur eux que lorsque
le délit ou le crime les amène devant la justice.
Ce délit ou ce crime peut fort bien ne pas être de
nature à révéler leur « cécité morale » innée : ils
ont été par exemple complices d'un vol ou d'une
agression. Ils sont condamnés avec les autres.
Plus tard seulement, rendus à la liberté, ils com-
mettront peut-être un crime monstrueux qui les
obligera à les étudier de près. Alors on s'apercevra
de la nature spéciale et pathologique de leur
perversité; mais, même alors, l'intérêt social ne

permettra pas qu'on les déclare irresponsables, et qu'au lieu de les punir, on se borne à les mettre hors d'état de nuire, dans des asiles spéciaux.

« Quel est, en effet, l'intérêt majeur de la société ; quel est le but où tend la justice pénale ? Protéger la sécurité commune ; à cette fin, réprimer les crimes afin d'en prévenir, autant que possible, le retour. Ces crimes (je parle surtout des attentats contre les personnes) sont dus en général à l'explosion violente de passions antisociales : besoin de jouir à tout prix, colère furieuse, jalousie, impulsions brutales et cruelles. Deux sortes de freins concourent à les arrêter : le frein moral, c'est-à-dire l'ensemble des instincts et des sentiments que nous avons décrits, la sympathie humaine, la pitié pour les faibles, l'horreur du sang versé, le pressentiment du remords ; le frein social, c'est-à-dire la prévision de la cour d'assises, de la prison et de la guillotine. Or, pour les « aveugles moraux », le frein moral n'existe pas ; seul, le frein social peut encore les retenir. Assassiner lâchement un homme qui ne leur a rien fait, pour contenter leur passion ou leur caprice, s'ils ne peuvent arriver autrement à leur but, ne leur inspire aucune répugnance, et ils passeraient aussitôt de l'idée à l'action, s'ils ne savaient qu'ils y risquent leur liberté et leur vie. Faut-il encore, en les déclarant irresponsables, même partiellement, supprimer ou du moins affaiblir ce dernier frein, à peine suffisant ? Ne serait-ce pas porter à la société un préjudice des plus graves, que de la désarmer précisément contre ceux qui sont ses ennemis éventuels les plus dangereux ? Et les victimes pour ainsi dire désignées à la férocité de ces « aveugles moraux » ne méritent-elles pas qu'on fasse tout pour qu'elles soient épargnées ? Or, la statistique montre qu'un crime contre les personnes, dont la répression faiblit, tend à se multiplier aussitôt, et très rapidement. Dès que le frein social se relâche, l'insuffisance du frein moral apparaît. Peut-être fait-il défaut plus souvent qu'on ne pense ; peut-être, chez beaucoup de gens, n'a-t-il pas la force nécessaire pour résister à lui seul aux impulsions criminelles ou à la contagion si dangereuse de l'exemple.

« La solution de ce problème de responsabilité est donc imposée, pour ainsi dire, par les nécessités de la vie sociale ; mais, précisément parce qu'elle est ainsi imposée, elle n'est que provisoire. Entre deux maux, notre justice pénale choisit le moindre.

« La sensiblerie serait ici plus que ridicule. Il y a autour de nous mille objets qui nous laissent indifférents et qui seraient plus dignes de notre sympathie que ces misérables, incapables eux-mêmes de justice, de pitié et de remords. Lorsqu'ils sont éliminés de la société, c'est un profit net pour elle : son intérêt la pousse à s'en débarrasser. Pourtant, à regarder les choses d'un peu plus haut, les « aveugles moraux » ne sont-ils pas malheureux encore plus que coupables ? Ne faut-il pas reconnaître en eux des déshérités, privés de la plus belle part du patrimoine commun de l'humanité, plus maltraités encore de la nature que les idiots ?

« L'expérience ne l'a que trop prouvé. La méthode rationnelle consisterait à remonter aux causes, soit physiques, soit morales, d'où procède la « grande criminalité » : lutter, par exemple, contre l'alcoolisme et les autres vices et maladies qui amènent une dégradation physique et morale de tous les enfants, étudier et arrêter la contagion du mal. A peine commençons-nous à nous occuper de l'enfance moralement abandonnée ; et pourtant quel intérêt social est plus pressant, quel devoir plus impérieux !

« Tout le monde est frappé aujourd'hui des bienfaits de l'hygiène publique, et tout le monde reconnaît le bien-fondé de ses exigences. L'opinion a compris enfin la solidarité sanitaire qui s'impose à tous les habitants d'une même ville. Par exemple, si on laisse subsister dans les quartiers misérables et insalubres de véritables foyers de fièvre typhoïde et de diphtérie, chacun sait que la maladie peut s'élancer de là sur la ville entière. L'intérêt bien compris conseille d'assainir ces quartiers qui menacent toujours de contaminer les autres ; il fait consentir enfin aux dépenses que l'humanité et la justice auraient dû dicter depuis longtemps. Pareillement, le dommage que la société souffre du fait des criminels, elle se le doit, en partie, à elle-même ; elle le doit à son insouciance, à son manque d'humanité, à son oubli de la solidarité. Si elle se mettait, avec zèle et avec persévérance, à assainir les bas-fonds sociaux, à circonscrire les foyers d'infection morale, à les éteindre dans la mesure du possible ; si elle comprenait que son devoir et son intérêt à la fois lui commandent d'assurer à tous les enfants une culture morale attentive et sérieuse, elle combattrait la criminalité toujours grandissante plus efficacement que par la transportation et par l'emprisonnement cellulaire. Il ne suffit pas que le corps social élimine les éléments mauvais qui le gênent, il faudrait encore qu'il n'en produisît pas de nouveaux en aussi grand nombre. Vérités élémentaires, qu'il est pourtant bien difficile de faire passer dans la pratique. On peut espérer beaucoup des progrès de la science sociale, qui démontrera avec une telle évidence les lois de la solidarité, qu'on ne pourra plus fermer les yeux aux conséquences qui en découlent. Ici encore s'appliquera la célèbre maxime : « Savoir pour prévoir, afin de pouvoir. »

IV. TARDE. — M. Tarde dans sa *Philosophie pénale* (1890, Lyon) essaie de fonder une nouvelle théorie de la responsabilité criminelle.

Selon lui, un homme est responsable d'un acte qu'il a commis, non pas parce qu'il est libre, — condition obscure, métaphysique, invérifiable ; mais, 1° parce qu'il est demeuré le même homme depuis cet acte, et s'en reconnaît l'auteur ; 2° parce qu'il y a entre cet homme et ceux qui l'entourent un nombre de ressemblances sociales suffisant pour qu'eux et lui jugent également cet acte coupable. Plus la similitude sociale est grande, plus le sentiment de la responsabilité est vif. « Même, en temps normal, un paysan se croit, se sent plus coupable, s'il a volé un paysan comme lui que s'il a volé un bourgeois, un grand propriétaire son voisin, et réciproquement un homme d'affaires qui se fera scrupule de tromper un de ses collègues dans un procès, regardera comme une bonne plaisanterie de faire tomber un étranger dans un piège du même genre. »

Le Grec ne se croyait pas responsable devant un barbare comme devant un Grec. L'histoire n'est remplie que d'exemples de cette sorte. La responsabilité est donc un phénomène d'ordre essentiellement social.

« Mais il faut encore, dit M. Tarde, pour que l'auteur d'un acte en soit responsable, qu'il soit forcé de se reconnaître l'auteur de cet acte. »

L'identité de l'individu est-elle plus facile à constater que sa liberté?

M. Tarde explique qu'il s'agit, non pas d'une identité métaphysique et absolue, mais d'une identité relative et temporaire. Mais si l'on s'en tient là, si l'on admet empiriquement que tout homme normal reste pratiquement identique à lui-même, je ne vois pas plus de difficulté à admettre qu'il est aussi pratiquement libre, en tant que c'est sa propre nature qui se manifeste par ses actes et qu'il ne subit aucune contrainte. De savoir si de cette nature même il est libre, ou si le libre arbitre en général s'accorde avec des lois générales de l'univers, c'est une autre question qu'au point de vue pratique on peut ne pas soulever. « Au fond, dit M. Tarde, le problème n'est pas de savoir si l'individu est libre ou non, mais de savoir s'il est réel, ou non, et les scolastiques l'avaient bien vu. » Oui (dirai-je avec Lévy-Bruhl), ils l'avaient bien vu, mais ils ne l'ont pas résolu, et la philosophie moderne non plus. Elle a abandonné à peu près ce problème, comme elle a abandonné par exemple le problème de la création, à cause de son extrême difficulté ; personne ne disserte plus aujourd'hui sur le principe d'individuation, parce que personne ne se flatte d'arriver plus loin sur cette question qu'à une vraisemblance très hypothétique.

« Il est assez aisé de dire, objecte M. Tarde, à un moment donné, quand on voit de très près une personne, jusqu'à quel point elle est restée la même qu'à une date antérieure, mais nul ne peut dire dans quelle mesure elle a été libre en agissant. » Il semble que l'un est aussi malaisé,

— ou aussi aisé — que l'autre, selon le sens où l'on prend la question. Mais au point de vue scientifique et philosophique, l'identité n'est pas un moindre mystère, ni moins obscure que la liberté.

Au point de vue pratique, l'une et l'autre peuvent s'apprécier également bien ; certains signes objectifs servent à reconnaître en gros quand l'individu s'aliène, comme dit M. Tarde, c'est-à-dire quand il cesse d'être lui-même, ou d'être libre. Au fond, l'identité dont parle M. Tarde consiste à être « *sui compos* », c'est-à-dire un sujet qui s'attribue à lui-même l'initiative de ses actes réfléchis ; mais c'est là précisément la liberté que les vieilles écoles ont adoptée comme fondement de la responsabilité. — M. Tarde a été évidemment préoccupé, d'une part, de ne pas méconnaître le fondement psychologique et moral de la responsabilité, d'autre part, d'éviter les difficultés inhérentes à la notion du libre arbitre. Mais le problème ne subsiste pas moins (1).

La théorie de l'irresponsabilité est le complément nécessaire et comme la contre-épreuve de la théorie de la responsabilité. M. Tarde établit d'abord que la responsabilité et l'irresponsabilité absolues, parfaites, n'existent pas, ou plutôt sont des limites idéales que les faits ne réalisent point. D'où la conception d'une responsabilité approchée qui est celle de l'homme normal et d'une infinité de degrés de responsabilité atténuée ou diminuée sous l'action des causes diverses qui portent atteinte soit à l'identité personnelle, soit à la similitude sociale.

(1) Lévy-Bruhl, in *Revue philosophique*, 1890.

La première et la plus importante de ces causes est la folie. « Pour deux raisons, écrit Tarde, la folie nous rend irresponsables ; parce qu'elle nous désassimile, et parce qu'elle nous aliène, parce qu'elle nous fait étrangers à notre milieu. »

Elle tend à substituer au moi normal, un moi nouveau, insociable ou du moins incapable de s'accommoder suffisamment à la société qui l'entoure et qui de plus en plus n'écoute et ne croit que lui-même.

M. Maudsley a bien décrit la folie comme l'intrusion d'un élément étrange qui tend à s'emparer du moi, à l'envahir et enfin à se substituer à lui. Un grand changement dans le caractère, tel est le premier et nécessaire symptôme de la folie et notamment de la folie morale. Il faut que l'individu ne soit plus le même.

« A mesure que cet état se confirme, la responsabilité diminue, pour disparaître tout à fait lorsque l'aliénation est complète ; car alors, dit-il, il n'y a plus ni identité personnelle ni similitude sociale. »

Toutefois il admet (et cela détruit tout son échafaudage théorique) que, s'il y a des cas où la folie substitue la violence, la méfiance, la haine, à la douceur, à la confiance, à la bonté ; d'autres fois, elle n'est, comme l'ivresse le plus souvent, que l'exagération d'une disposition naturelle : tel qui a toujours été dur, insensible, est devenu cruel ; tel autre né irascible est devenu frénétique impulsif ; un troisième, libertin par tempérament, est devenu un vrai satyre. Il est évident que la folie, quand elle nous fait tomber du côté où nous penchions, dès la naissance, n'est plus une aberration aussi profonde, et ne comporterait pas une aussi grande irresponsabilité que lorsqu'elle renverse nos habitudes. Et alors il faut sévir contre les fous seulement parce qu'ils ont une étiologie différente de leurs confrères en malheur. Mais l'objection la plus grave est donnée par la folie morale.

M. Tarde s'efforce de prouver que celle-ci est presque l'inverse de la folie. Ce n'est pas qu'il conteste son existence, mais, dit-il, le fou moral n'est pas vraiment aliéné. »

« Une Mme de Brinvilliers, un Troppmann, un
« homme né sans pitié, sans vergogne, peut-on
« dire qu'il n'est plus le même, quand il exécute
« le forfait ? Non, il n'est que trop le même tou-
« jours. Seulement sa nature, sa personne est
« antisociale. Il n'éprouve pas les sentiments hu-
« mains que nous autres hommes civilisés consi-
« dérons comme essentiels. On ne peut songer à
« le guérir ni à l'amender. D'autre part, il ne peut
« pas suffire de le frapper comme une bête fauve
« égarée dans nos rues, car il nous ressemble
« assez pour nous faire honte, et non pas seule-
« ment peur, et pour justifier notre indignation
« contre lui. »

M. Tarde veut que la distinction subsiste entre les malades et les pervers, distinction qui s'effacerait si les pervers étaient considérés comme moralement infirmes.

Il faut, selon lui, que l'on puisse continuer à punir justement ceux-ci comme responsables, tandis que les aliénés doivent être simplement isolés et soignés.

Mais pour soutenir sa théorie il doit se dissimuler la constante intermittence des impulsions des criminels-nés et leur double personnalité qui fait naître bien souvent un violateur, un sodomite, dans un philanthrope très pieux et vraiment religieux : il oublie, en somme, que souvent le criminel au moment du crime, est un tout un autre homme qu'avant de le commettre. Et il doit dissimuler qu'en adoptant le principe de la temibilité du criminel, il défendrait presque également la société et la morale.

M. Tarde (comme MM. Joly et Laurent) paraît d'abord disposé aussi à mettre en doute l'insensibilité physique que j'ai trouvée dans les criminels.

« A Paris, à l'infirmerie de la santé, les détenus supportent, selon eux, les opérations avec moins de résignation et de courage que les malades honnêtes. » Mais la contradiction n'est qu'apparente. Dostoïewsky dit expressément que les mêmes criminels qui supportent sans se plaindre l'atroce supplice des verges et passent sans pousser un cri dans la « rue verte » font les grimaces les plus comiques à l'hôpital, et se montrent ridiculement douillets pour un vésicatoire ou un coup de bistouri. La contradiction s'explique ici parce que, dans ces derniers cas, ils mettent en pratique leur continuelle dissimulation qui est toujours en jeu dans leurs actes.

Le problème de classification des délinquants trouverait, selon Tarde, sa solution dans des considérations sociologiques. On réunira comme semblables, les délinquants appartenant à la même classe sociale, à la même profession, au même milieu. Ainsi, séparer d'abord la grande et la petite criminalité; puis, dans la grande, les meurtriers et les voleurs ; enfin classer les uns et les autres d'après leur catégorie sociale. De là

la distinction très vraie des deux grands courants de criminalité : urbaine et rurale. — Ces deux
groupes sont solidaires l'un de l'autre assurément
et leur frontière est indécise ; mais ils s'opposent
par tant de traits; l'un est si fidèle aux coutumes
et aux traditions, l'autre est si ouvert aux en-
gouements et aux nouveautés ; l'un est si docile
à l'exemple des ancêtres domestiques ou patrio-
tiques, l'autre à l'influence des étrangers ; l'un
est si violent dans sa grossièreté, l'autre si dépravé en ses raffinements, qu'il n'est pas permis
de les confondre. — On peut prendre pour
exemples la « *camorra* » napolitaine, la « *maffia* »
sicilienne, le brigandage des grandes villes, telles
que Paris et Londres.

Quelles réformes judiciaires et pénitentiaires
seraient les plus désirables, d'après les faits et
les principes établis plus haut ? M. Tarde en propose plusieurs, très pratiques, sur lesquelles nous
sommes parfaitement d'accord.

Nous citerons entre autres réformes désirées
par lui : le concours d'experts dans l'instruction
de certaines affaires criminelles, où les magistrats n'ont pas la compétence spéciale nécessaire ;
la séparation des magistratures civile et criminelle, le mélange alternatif des deux juridictions
étant déplorable. Où l'a-t-on rencontré... ce juge
encyclopédique qui doit se plaire tour à tour à
démêler les arguties des plaideurs et à lire dans
les yeux des malfaiteurs ? On peut être sûr que,
s'il a l'une de ces aptitudes, l'autre lui man-
quera.

C'est l'occasion, ou jamais, d'appliquer le fameux principe de la division du travail. — Il y

aurait aussi grand avantage à exiger des futurs
magistrats au criminel qu'ils eussent suivi dans
les prisons une sorte de clinique où ils appren-
draient, sous la direction de leurs maîtres, à connaître le personnel dont ils auraient à s'occuper
bientôt.

M. Tarde croit avec notre école le prestige
du jury fort ébranlé. « Depuis quelques années,
s'élèvent de toutes parts des objections timides
d'abord, puis des accusations formelles, des raisons graves, des statistiques écrasantes contre le
pouvoir fantastique et insensé qui subsistait par
la vénération aveugle de tous. On relève ses
inepties, on raille ses contradictions et ses mé-
prises, on le traite comme on se mit à traiter la
sybille, avec ses rébus non moins incompréhen-
sibles que certains verdicts, dans les derniers
temps du paganisme.

Nul ne le craint plus parmi les coquins, nul
parmi les honnêtes gens ne le respecte plus. Son
discrédit complet est proche, sinon sa fin. »

Et M. Tarde insiste sur l'ignorance, la versa-
tilité, l'inconséquence, la partialité tour à tour
servile ou fraudeuse des jurés. C'est ce que nous
et Ferri avons soutenu il y a déjà longtemps (1).

La seule raison qui soutient le jury, dit
M. Tarde, est la difficulté de le remplacer. C'est
peu, et si le sentiment public était convaincu de la
parfaite insuffisance du jury, cette considération
ne suffirait pas à en faire supporter le maintien.

M. Tarde aborde le problème avec sa méthode
ordinaire.

_____

(1) *Uomo delinquente*, 2ᵉ édit.

« La pénalité, dit-il, a été d'abord expiatoire, puis intimidante et exemplaire (roue, écartèlement, etc.), puis adoucie et correctionnelle avec le jury. »

Que deviendra-t-elle donc lorsqu'au jury succédera l'expertise scientifique ? Elle sera évidemment sanitaire, pour guérir le désordre mental ou moral des malades qualifiés malfaiteurs. « Mais en aucun cas la peine ne pourra être purement utilitaire; c'est-à-dire qu'elle ne pourra jamais avoir pour but unique et suffisant l'intérêt de la société. »

« La société, selon M. Tarde, est une personne morale, et non une force aveugle : elle ne peut se défendre qu'en se respectant elle-même et ceux qui la composent. Elle ne peut traiter les hommes même pervers ou coupables, comme des parasites dangereux, ou des chiens enragés, dont on se débarrasse en les étouffant. »

M. Tarde est d'avis, naturellement, d'enfermer dans des asiles spéciaux les criminels pour lesquels il sera prouvé qu'ils ont agi sous l'influence d'une cause pathologique; puis, dans les prisons, de séparer la « délictuosité chronique » des détenus qui y entrent pour la première fois et qui se contamineraient davantage par le contact; d'établir des établissements pénitentiaires ruraux, pour les condamnés d'origine rurale, où ceux-ci pourraient être employés aux travaux qu'ils connaissent, au lieu d'apprendre en prison un métier urbain, ou de se préparer à la profession de souteneur. M. Tarde ne se promet pas de très bons résultats de la transportation, et les raisons qu'il donne sont bien fortes.

Il préfère le système irlandais, la liberté conditionnelle et l'extension des sociétés de patronage. Ce n'est pas pendant la durée de la peine, c'est avant ou après qu'on peut agir le plus efficacement : après, en veillant sur les libérés, en leur procurant du travail, en les protégeant contre eux-mêmes et contre l'hostilité défiante de la société qui semble les rejeter inexorablement dans le délit ou le crime ; avant, en protégeant l'enfance moralement abandonnée ou moralement infectée par des parents indignes. La meilleure façon de combattre l'armée du crime serait d'en empêcher le recrutement.

Son bagage est en résumé assez mince, l'on pourrait même dire négatif, car bien des fois ses épreuves ne sont que des analogies, des similitudes. Et comme, après cela, il croit avoir triomphé des idées appuyées sur des milliers de faits, on pourrait, si ce n'était le respect dû à un homme aussi génial, lui répondre, en l'imitant, que dans ces cas il ressemble à un moucheron qui se donnerait l'air d'avoir tué un bœuf pour l'avoir percé deux ou trois fois de son aiguillon, et l'analogie serait d'autant plus complète, qu'à l'instar de ces intéressants diptères, souvent il ne se nourrit que des idées de ses victimes et qu'il les perce, mais ne les blesse point. Toutefois, il ne faut pas oublier qu'il a été le premier, en France, à suivre les nouvelles routes de la science pénale, et qu'il est maintenant, peut-être, le seul parmi les juristes et les magistrats français qui respire à plein souffle dans les courants de la modernité qui semblent fermés à ses collègues.

V. — DRILL, LES CRIMINELS MINEURS (Moscou, 1881-82 et 1890). — Le crime n'est, d'après l'opinion de M. Drill, qu'un symptôme de l'état anormal de la vie sociale, un indice de l'organisation vicieuse psycho-physique du délinquant, provenant dudit état normal.

Le type normal de l'homme, selon l'auteur, présente une certaine capacité de suffire aux exigences de la vie publique, et c'est justement cette aptitude-là qui manque au plus grand nombre des criminels , de même qu'aux enfants , aux vieillards et aux aliénés.

A l'étude des définitions abstraites du crime et de la criminalité l'auteur oppose l'examen de la criminalité au point de vue des doctrines psychiatriques.

La psychiatrie, après avoir commencé par l'examen des maladies mentales, a étendu ses recherches aux organisations vicieuses mal équilibrées, propres à beaucoup de criminels, et il apparaît de l'ensemble de ces recherches qu'il n'y a pas de différence essentielle entre les maladies mentales et certains vices de l'organisation psycho-physique.

De là naquit la doctrine qui voit dans le crime l'effet d'une organisation psycho-physique vicieuse et peu équilibrée. C'est pourquoi la répression devrait viser non pas le crime, mais la criminalité de l'homme, c'est-à-dire les particularités personnelles qui le déterminent à commettre le crime.

Tout en donnant les portraits d'individus défectueux, M. Drill insiste sur leurs traits caractéristiques, un système nerveux épuisé qui produit une certaine dureté, un développement exagéré et souvent anormal de l'instinct sexuel. Une série d'exemples cités par M. Drill prouve le lien intime qui existe entre les instincts sexuels et les penchants sanguinaires.

La définition d'une organisation vicieuse, s'exprimant par des anomalies psychiques, se trouve dans la littérature psychiatrique. Mais elle ne suffit pas à expliquer les résultats découlant de l'examen des phénomènes de la vie psychique. En vérité les phénomènes de la dégénération organique ne restent point les mêmes, mais diffèrent presque chez chaque individu. Ils présentent des nuances sans nombre depuis les organisations parfaitement saines jusqu'au dernier degré de la dégénération organique. Ils proviennent des vices de l'organisation. Il faut nécessairement étendre cette conclusion à tous les innombrables degrés de l'échelle des phénomènes de dégénération, car il n'est pas possible de fixer les limites où son influence devrait finir ou commencer. Et une fois cette thèse acceptée, une autre, plus générale et plus importante, se présente nécessairement : si les vices, de nuances différentes, de l'organisation, produits par la dégénération, s'expriment nécessairement par des vices psychiques, de sorte que ces derniers leur servent d'indices, et vice versa, aux différents degrés de la vertu organique doivent également correspondre des phénomènes psychiques déterminés.

Et puisque le vice organique se traduit par des défauts psychiques, la vertu organique ne saurait se traduire autrement que par de bonnes qualités psychiques. En d'autres termes, toute la vie psychique, quelles qu'en soient les particularités, n'est que l'expression de la vie organique et, comme telle, porte l'empreinte des qualités et des défauts de cette dernière.

Ainsi les phénomènes provenant autant d'une nature vicieuse que criminelle ont une seule et même source : l'organisation psycho-physique anormale. La discussion sur les différences de la viciosité humaine serait inutile et même, dans ses conséquences, injuste. Le criminel, de même que l'aliéné, est victime des particularités de son organisation qui l'entraînent sur la voie du crime parce qu'elles n'ont pas été modifiées en temps utile par l'influence des hommes non criminels. Ainsi doit également disparaître toute différence essentielle entre le criminel et l'aliéné criminel, différence jusqu'à présent observée dans la loi pénale ; car puisque tout dépend des particularités de l'organisation psycho-physique, les traits qui distinguent ces deux catégories ne sauraient former une différence essentielle, mais seulement une différence de degré ou bien de l'organe atteint. Et en vue de cette dernière différence, il faudrait certes appliquer aux individus de l'une et de l'autre catégorie des moyens analogues, en les appropriant seulement aux particularités propres à chacune d'elles ; mais cette différence ne saurait jamais justifier l'application aux deux catégories de mesures aussi étrangères l'une à l'autre que le sont le traitement des aliénés et la répression frappant les criminels.

Cette conclusion, d'après l'auteur, laisse intacte la responsabilité. « Quelles que soient les sources de la criminalité humaine, la société, souffrant du mal causé par les crimes qui en ébranlent les bases, ne peut se passer des mesures tendant à

exterminer les crimes, et en même temps dirigées
contre le criminel, fût-il malade ou non, puisque
c'est en lui que leur cause immédiate réside. »

Mais les moyens de la lutte contre le crime devraient être réformés; il faudrait, conformément
aux différentes nuances de la criminalité, indivi-
dualiser les peines, et alors leur caractère même
changerait.

Au temps où, dans le crime, on ne voyait qu'un
résultat de la mauvaise volonté, on ne pouvait
agir autrement qu'en appliquant dans tous les cas
la souffrance physique ou l'intimidation que nous
avait léguées la période barbare.

Le trait caractéristique commun à presque tous
les criminels, à peu d'exceptions près (ces dernières se rencontrent parmi les criminels d'occasion dans le sens strict du mot), consiste dans leurs
défectuosités, et dans certains défauts d'organisation psycho-physique; ces défauts diffèrent selon les
individus, mais tous plus ou moins les rendent incapables de suffire aux exigences de la vie sociale.

La théorie de l'organisme défectueux dès la
naissance, développée et poursuivie par l'école
italienne, n'est point nouvelle. Elle n'est au fond
que la notion vulgaire de l'homme mauvais et
misérable, avec la seule différence que la dite
notion vise exclusivement le côté physique, tandis
que la doctrine que j'ai exposée étudie en même
temps le côté physique et le côté moral. L'impossibilité de séparer ces deux points de vue est mise
hors de doute par la science contemporaine, et
reconnue par tout le monde savant, malgré la
différence des opinions émises sur l'essence de
l'intellect.

On a uni à la doctrine de l'organisme vicieux
celle de l'organisme dégénéré. Les vices de l'organisation psycho-physique, se faisant jour par
des actes prohibés non seulement par la morale,
cet ensemble des règles nécessaires élaborées
par l'expérience séculaire des nations, mais aussi
par les codes pénaux, sont en désaccord avec la
vie dans la société, au sein de laquelle seulement
l'humanité peut faire des progrès. De là, vrai-
semblablement, naquit cette croyance populaire,
que tout crime dont l'auteur est resté inconnu
porte malheur aux descendants de son auteur.
Un homme, dès son origine adaptée à la vie sociale, ne peut acquérir de pareils vices que par
suite de certaines conditions pernicieuses, mettant
ses moyens psycho-physiques en désaccord avec
les exigences nécessaires de la vie sociale. C'est
l'origine de la chute qui, tant que son progrès ne
serait pas arrêté par des modificateurs bienfaisants,
aboutit à une position contraire au milieu social,
amène des défaites dans la lutte pour l'existence
et de nouvelles détériorations de l'organisme,
finissant par la dépravation et l'extinction de la
race devenue, à cause des particularités personnelles de ses membres, incapable de continuer
son existence dans les conditions qui lui sont imposées par le milieu social.

VI. — SIGHELE. — LA COMPLICITÉ. — M. Scipio
Sighele, dans sa remarquable étude sur la *Complicité* (1), soutient que la coopération de plusieurs personnes à l'accomplissement d'un crime

(1 *Archivio de Psichiatria, e scienze penal*, 1891. Torino.

doit être toujours une circonstance aggravante.

Nous résumons en quelques lignes ses arguments juridiques et anthropologiques.

« Si le degré de culpabilité — dit M. Sighele — se mesurait vraiment au degré de liberté, l'association des malfaiteurs devrait être regardée comme une circonstance atténuante, soit pour tous les associés à la fois, s'ils se sont mutuellement suggéré le dessein auquel ils ont concouru ensemble, — soit pour ceux d'entre eux qui ont été entraînés, si la plupart ont subi l'entraînement d'un chef.

« Le législateur — au contraire — a réclamé des mesures énergiques et exceptionnelles contre l'association des malfaiteurs : ce qui prouve qu'il s'est placé au point de vue de l'intérêt social et pas au point de vue de la théorie du libre arbitre.

« Lorsque cinq ou plus de cinq personnes, — dit l'article 248 du code pénal italien (et tous les codes se rassemblent dans cet article), — s'associent pour commettre des crimes, chacune d'elles sera punie, *pour le seul fait de l'association*, de la réclusion de un à cinq ans. »

Voilà une disposition qui a été dictée évidemment par ce raisonnement très simple : l'union fait la force, — le crime auquel prennent part plusieurs personnes est donc plus dangereux que le crime commis par un seul individu, et il faut le punir plus rigoureusement !

Tout cela est très logique et très juste. Mais, est-ce que l'association criminelle devient un danger seulement lorsque les criminels sont au nombre de cinq? Est-ce que ce danger n'existe pas lorsque les associés — par exemple — sont quatre au lieu de cinq? Certainement, dans ce cas, le danger diminue, mais on ne peut pas dire qu'il disparaît tout à fait. Si je suis attaqué, dans la rue ou chez moi, par deux ou trois malfaiteurs, j'ai évidemment moins de chances de pouvoir me défendre que si je suis attaqué par un individu seul.

Le législateur, en édictant la disposition de l'article 248, a donc oublié que le danger qu'il avait aperçu dans une association de cinq personnes, existait aussi, bien que moins alarmant, dans les associations de deux, de trois ou de quatre personnes. Au lieu de se borner à faire un crime de la forme plus dangereuse de l'association criminelle, il aurait dû frapper aussi avec une disposition spéciale *toutes* les formes de cette association, et statuer dans un article que *la coopération de plusieurs personnes à l'accomplissement d'un crime est toujours une circonstance aggravante.*

Le code pénal français, — bien qu'il n'établisse pas ce principe d'une manière générale, comme on vient de l'énoncer, — a montré cependant, mieux que tout autre code, le caractère particulièrement alarmant de l'association criminelle. Non seulement à l'article 331, il dit que « si le vol a été commis par deux ou plusieurs personnes, les auteurs seront punis des travaux forcés à perpétuité », — mais à l'article 59 il établit que « les complices d'un crime ou d'un délit seront punis de la même peine que les auteurs ». — Cette dernière disposition est très injuste, mais cache au fond une idée très vraie; savoir: que le même lien qui unit les complices dans le crime doit les unir aussi dans la peine. Naturellement, on ne doit pas pousser ce principe jusqu'à l'exagération du code français ; mais, — s'il faut se rappeler qu'il est désormais acquis à la science que les auteurs et les complices d'un crime doivent être punis suivant leur degré de culpabilité, — il ne faut pas oublier qu'ils méritent aussi d'être frappés par une peine commune et égale pour tous, puisque *tous* ont participé au *même* crime.

En d'autres termes : lorsqu'un crime est commis par plusieurs individus, il croit que, si chacun doit être puni selon la forme et le degré de sa participation, le *seul fait de l'association* doit être pour tous, en dehors de cela, une circonstance aggravante.

La statistique et l'anthropologie criminelle viennent à l'appui de cette conclusion. Elles démontrent, très clairement, que les criminels associés sont toujours les plus pervers et les plus dangereux. Il est ici impossible de donner des chiffres et des preuves. Elles seraient, d'ailleurs, inutiles.

D'autre part, le criminel d'occasion et surtout le criminel par passion n'ont jamais de complice. « S'il y a des malfaiteurs solitaires, dit M. Joly (et il y en a certainement), c'est parmi les criminels d'accident qu'on doit surtout les rencontrer. L'idée d'accident exclut l'idée de préméditation et par conséquent l'idée d'une entente mutuelle. » En effet, donner un complice à Othello ou à Jean Valjean serait une absurdité et une impossibilité morale.

Augmenter la sévérité de la répression contre les criminels associés veut donc dire augmenter la sévérité contre les criminels-nés et les criminels d'habitude. Et c'est bien là le devoir de la législation pénale.

Nous devons à M. Sighele un ouvrage (1) bien remarquable : « *Folla delinquente*, 1891, Bocca ». L'auteur, qui est certainement une de nos plus belles intelligences, observe que, entre la psychologie, qui s'occupe de l'individu isolé, et la sociologie, qui étudie toute une société, — il faut placer une autre branche de la science, la *psychologie collective;* et, pour prouver sa thèse, il prend comme point de départ le principe de M. Spencer — « que les caractères de l'agrégat sont toujours déterminés par les caractères des unités qui le composent » ; — et il démontre que ce principe est vrai pour les agrégats humains, lorsqu'on le considère (comme l'a fait M. Spencer) au point de vue sociologique, mais qu'au contraire il est faux lorsqu'on croit pouvoir l'appliquer à tous les agrégats d'hommes, à ceux qui sont moins nombreux qu'une société, et surtout moins homogènes et moins organiques. Les lois de la sociologie — écrit M. Sighele — sont, en général, celles de la psychologie individuelle, parce que la société n'est au fond — comme dirait M. Comte — qu'un *seul homme* qui a toujours existé; mais il y a des agrégats humains qui ne peuvent pas ressembler à *un homme*, et qui ont des caractères tout à fait opposés à ceux des unités qui les composent.

Prenez, par exemple, le jury. Croyez-vous véritablement que les verdicts soient toujours la

(1) Il va paraître aussi en français : *La Foule criminelle,* F. Alcan, 1892.

simple addition des opinions de chaque membre
du jury? On voit souvent acquitter un criminel
ayant avoué son crime. Croyez-vous que si on
avait interpellé séparément tous les jurés, on
aurait eu le même résultat?

Prenez encore les assemblées politiques. Il y a
un adage romain qui dit : *senatores boni viri,
senatus autem mala bestia.* Qu'est-ce que cela
signifie? Cela signifie — pense M. Sighele, —
qu'on peut rassembler cent ou deux cents personnes très intelligentes et très honnêtes, et voir
toutes ces personnes réunies voter une mauvaise
loi ou commettre des actes injustes.

Regardez encore les théâtres, les meetings, les
foules. Un signe, un mot, un regard, suffisent
pour produire des applaudissements ou des sifflets,
un ordre du jour violent ou modéré, une conduite
pacifique ou une insurrection. Et pourtant les individus qui étaient allés au théâtre ou au mee-
ting, ou qui faisaient partie de la foule, ne pré-
voyaient pas et ne voulaient pas les conséquences
auxquelles ils sont arrivés.

Il est donc impossible — dans ces cas — de
croire avec M. Spencer que « *toujours* les caractères de l'agrégat sont déterminés par les caractères des unités qui le composent ».

Pour expliquer cette étrange conduite de certains agrégats humains, les lois de la psychologie
individuelle et de la sociologie sont insuffisantes ;
il faut avoir recours à un autre ordre de lois : à
celles de la psychologie collective.

M. Sighele étudie ensuite la *psycho-physio-
logie de la Foule.* D'abord il se demande qu'est-ce
que c'est qu'une foule, et quelles peuvent être les

causes qui font d'un millier d'hommes jusqu'alors inconnus les uns aux autres *une fauve innommée* — comme a dit très bien M. Tarde — qui marche à son but avec une finalité irrésistible.

L'imitation joue certainement un grand rôle — dit M. Sighele — dans les manifestations instantanées de la foule, mais dire qu'on imite n'est pas expliquer *pourquoi* on imite, et c'est cela qu'il faut savoir.

Quelques écrivains (Ébrard, Jolly, Despine, Moreau de Tours, etc.) ont cherché à expliquer l'imitation par la suggestion (qui n'est au fond qu'une imitation inconsciente) et par la contagion morale. « De même — écrit M. Despine — que la résonance d'une note musicale fait vibrer la même note dans toutes les tables d'harmonie qui, étant susceptibles de donner cette note, se trouvent sous l'influence du son émis, — de même aussi, la manifestation d'un sentiment, d'une passion, excite le même élément instinctif, le met en activité, le fait vibrer — pour ainsi dire — chez tout individu susceptible, par sa constitution morale, d'éprouver plus ou moins vivement ce même élément instinctif. »

Cette similitude nous donne une explication sans doute moins indéterminée que la simple imitation, mais devant notre problème elle est encore insuffisante. Pour pouvoir parler scientifiquement de *contagion morale*, il faut trouver la base physique de cette contagion. M. Sergi, dans une brochure (*Psicosi epidemica*), et avant lui, M. Tarde, dans une étude publiée dans la *Revue philosophique*, ont cherché à déterminer quelle pouvait être cette base physique. Selon MM. Sergi et Tarde, chaque acte humain n'est que le *réflexe* d'une impulsion extérieure : l'homme n'a jamais ni une idée ni un sentiment spontané ; les idées et les sentiments sont toujours suggérés par un mouvement quelconque qui s'est produit en dehors de lui ; notre observation trop superficielle nous fait croire que nous sommes originaux ; mais c'est l'illusion propre de l'homme social de n'avoir que des idées suggérées et les croire spontanées.

M. Sighele reprend cette idée de l'écrivain, et il démontre, avec des exemples, que l'imitation épidémique et instantanée de la foule est un phénomène tout à fait égal à l'imitation qui a lieu de la part d'une seule personne envers une autre (maître et disciple, amant et maîtresse, etc.) ; — que cette imitation est une loi universelle non seulement à l'état anormal, entre les gens honnêtes, mais aussi à l'état normal, entre les fous (folie à deux, à trois, à quatre, etc.), entre les criminels (le suicide à deux, etc.) ; — et qu'il est très naturel que cette imitation-suggestion puisse arriver à des degrés très aigus dans une foule, où l'unité des temps et de lieu, et le contact immédiat entre les individus donnent une rapidité inouïe à la contagion des émotions.

Tout cela éclaircit quelque peu l'étrange psychologie de la foule. Mais il faut y ajouter d'autres observations.

Le nombre a — pour soi-même — une grande et double puissance, c'est-à-dire : une puissance *arithmétique* et une puissance *psychique*.

M. Espinas, dans son ouvrage sur les *Sociétés animales*, a très bien calculé cette puissance du nombre par l'intensité des émotions. La peur, la joie, la fureur, et tous les sentiments en général, lorsqu'ils sont ressentis par un grand nombre d'individus tout à la fois, deviennent presque instantanément d'une intensité sans pareille, parce que l'émotion de chacun est exprimée par le visage, et cette expression se communique par la vue de l'un à l'autre.

L'effet psychique du nombre se comprend très aisément. On sait que chaque animal augmente son courage lorsqu'il est entouré d'autres animaux de la même espèce — et encore sur les hommes, l'espérance de pouvoir rester inconnus et impunis (chose très facile lorsqu'on est à plusieurs) est un autre motif pour se laisser aller à des actes, que — seul — on n'aurait jamais eu le courage d'accomplir. Il faut aussi ajouter que ceux qui voudraient résister à l'entraînement de la foule ne le pourraient pas, parce que non seulement ils seraient traités comme des êtres vils, mais qu'ils verraient se retourner contre eux-mêmes les fureurs de la foule.

M. Sighele complète son ouvrage par l'étude de la composition anthropologique de la foule : il y analyse les criminels, les fous, les vagabonds, les oisifs, les gens sans aveu, les curieux, qui en font partie ; et il établit un parallèle entre les foules vraiment criminelles qui sont entraînées au meurtre, au vol, aux outrages à la pudeur, et quelquefois aussi au cannibalisme, — et les foules honnêtes, qui savent résister aux impulsions malsaines et féroces, ou qui savent du moins s'arrêter sur la pente du crime.

Il cite — à ce propos — beaucoup d'épisodes des journées terribles de la Révolution de 89 et de la Commune, de la grève de Decazeville et de l'émeute des ouvriers de Rome, du 8 février 1889, etc., et la conclusion qui se dégage de tous ces exemples est que bien souvent, dans les foules, ce sont quelques criminels-nés qui commettent les actes criminels, tandis que la grande majorité ne fait que les regarder et les suivre aveuglément, participant aux crimes par une espèce de complicité négative.

Dans le dernier chapitre de son livre, M. Sighele s'occupe des conséquences juridiques qui découlent des observations précédentes. Il soutient que celui qui s'est rendu coupable d'un crime entraîné par l'*esprit de la foule*, ne peut pas être déclaré irresponsable par le seul entraînement.

La suggestion hypnotique — qui est la plus forte de toutes les suggestions — n'arrive jamais à détruire complètement la personnalité : « l'hypnotisé — selon la belle expression de M. Gilles de la Tourette — *reste toujours quelqu'un.* » Aussi dans la foule donc, la suggestion ne détruira jamais entièrement la responsabilité. Elle pourra seulement l'atténuer; et c'est cette atténuation que notre auteur propose pour les crimes commis dans une foule.

Certainement cette atténuation devra être plus grande suivant les motifs qui ont déterminé au crime, et suivant la classification anthropologique des prévenus; un criminel d'occasion méritera toute l'indulgence de ses juges; un criminel-né, au contraire, devra être châtié très sévèrement.

VII. — Ryckere, dans sa *Criminalité féminine* (*Belgique judiciaire*, 1890), a fait une synthèse érudite des crimes commis par les femmes : nous en donnons les conclusions les plus importantes :

La femme criminelle est plus sophiste, plus raisonneuse que l'homme. Elle trouve des prétextes et des excuses qui étonnent par leur bizarrerie et leur étrangeté. Son hypocrisie est plus profonde et plus répugnante. « Non seulement, dit M. le pasteur Arborox, les filles coupables s'adonnent au mal avec moins de retenue encore que les garçons, mais elles mentent avec plus de suite et d'audace. Il y a plus d'art et de finesse dans les contes qu'elles vous débitent. Elles les surpassent en hypocrisie surtout. » M. Carpentier écrit que, jamais, à sa connaissance, une femme ne s'était corrigée de l'ivrognerie, tandis que plusieurs hommes y avaient réussi, et qu'on a beaucoup plus de peine à stimuler l'intelligence des filles, et surtout des femmes, négligées dans l'enfance, que celle des garçons.

La criminalité féminine revêt un caractère plus cynique, plus cruel, plus dépravé, que la criminalité masculine. Octave Feuillet a dit avec beaucoup de vérité : « Les femmes s'élèvent plus haut que nous dans la grandeur morale; il n'y a pas de vertu, pas de dévouement, pas d'héroïsme où elles ne nous dépassent; mais, une fois lancées dans les abîmes, elles y tombent plus vite et plus bas que nous. »

Dans la criminalité, chaque sexe accuse, comme l'affirme le Dr Corre, un double mode d'intervention : l'un qui relève des conditions extrinsèques ou de milieu. Ces conditions apparaissant en corrélation si intime qu'il est difficile de les séparer. La femme tombée a beaucoup de peine

à rentrer dans le droit chemin ; sa chute est plus
lente, plus difficile que celle de l'homme, mais
une fois lancée dans le crime, peu importe comment elle y est tombée, elle se montre plus froi-
dement cruelle, plus acharnée que l'homme. Quel
que soit le mobile qui la pousse, haine, cupidité,
vengeance, les meurtres qu'elle commet étonnent
par leur cruauté.

VIII. — ONANOFF et BLOCQ donnent dans la *Revue
scientifique* (1) une définition naturelle du crime
et du criminel. Ils croient pouvoir catégoriser des
événements en deux classes, selon qu'ils produi-
sent une augmentation, ou au contraire qu'ils déterminent une diminution des forces vives terrestres.
Dans les faits ressortissant à la première de ces
catégories, des forces en état d'équilibre *stable*
chimique sont transformées en forces en état d'é-
quilibre *instable* chimique et physique. Telle est,
par exemple, l'action des rayons solaires dans la
décomposition de l'eau et de l'acide carbonique.
Dans les faits appartenant à la seconde de ces
catégories—événements déterminant une diminution des forces vives — des forces en état d'équilibre *instable* physique et chimique sont transformées en forces en état d'équilibre *stable* chimique.
Au point de vue plus spécial du genre humain,
c'est dans cette dernière catégorie qu'ils rangent
les *malheurs* et les *crimes*. Ceci revient à dire
qu'ils considèrent que la *caractéristique objective*
du malheur comme celle du crime est qu'ils sont
l'un et l'autre constitués par des événements

(1) *Revue scientifique*, 1890, p. 752.

diminuant dans une certaine mesure les forces vives terrestres.

Le *malheur* peut résulter ou non de l'intervention de l'homme, et dans les deux cas il s'agit également d'une diminution des forces vives terrestres. Dans le dernier cas, ce résultat est produit par un défaut du mécanisme fonctionnel du sujet. Il aura déterminé aux choses des attributs *non identiques* à ceux de la représentation mentale qu'il avait eue de ces choses. Tel est le cas d'un individu qui tuerait son semblable en déchargeant sur lui un pistolet qu'il ne croyait pas chargé.

Pour ce qui est du *crime*, selon eux, il diffère de son congénère en ce que la diminution des forces vives qui le constitue n'est pas, elle, engendrée par un défaut dans le mécanisme fonctionnel du sujet.

Ainsi, pour eux, *il y aura crime chaque fois qu'un sujet, ayant des représentations mentales exactes des attributs des choses, aura dérivé des forces à son profit personnel et n'y sera parvenu qu'en diminuant par le même acte les forces vives terrestres utilisables.*

Après ces données, les trois grandes classes : criminels fous, criminels-nés, criminels d'occasion, représenteraient la gradation de la déchéance du *mécanisme d'identification*. Ce mode fonctionnel parfois complètement annihilé — chez le criminel fou — conserve d'autres fois sa presque rectitude — chez le criminel d'occasion — ou bien subit des altérations variables — chez le criminel-né.

De plus, on peut considérer que la nature même de l'altération du mode fonctionnel diffère chez le

criminel fou et chez le criminel-né, en ce sens
que chez l'aliéné les représentations mentales sont
erronées du fait des attributs des choses extérieures qui lui paraissent différentes de ce qu'ils
sont, tandis que chez le criminel-né les mêmes
représentations mentales se trouveraient perver-
ties en raison de troubles sensationnels de l'individu lui-même. Quant au criminel d'occasion, il
est certain que si, dans les circonstances ordinaires de la vie, son mécanisme d'identification
fonctionne normalement — ce qui le distingue
déjà des deux catégories précédentes — lorsqu'il
est sous l'influence de la passion (colère, jalousie..., etc.) qui lui inspire le crime, ce même
appareil est plus ou moins faussé, de sorte qu'il
intervient là encore un facteur de dubitation.

Il résulte, en somme, de ces déductions que
le criminel absolu serait un type *virtuel*, et qu'à
quelque catégorie qu'appartienne un criminel, son
mécanisme d'identification serait plus ou moins
altéré, du moins au moment où il commet l'acte.
Tous les criminels s'approchent à des degrés
variables du *type absolu*, c'est-à-dire de celui qui,
ayant des représentations mentales exactes des
qualités des choses extérieures, déterminerait
une diminution des forces vives terrestres, et
c'est précisément par ces degrés qui les rappro-
chent du type qu'il serait possible d'apprécier
leur *quantité* pour ainsi dire de *criminalité*. Mais
ce type absolu est lui-même hors nature.

En résumé, le crime est constamment carac-
térisé par une diminution des forces vives terrestres produite par l'homme possédant une connaissance variable des attributs des choses. Il en

résulte que la mesure du *crime* se base sur l'un des termes que renferme cette proposition — soit le plus ou moins de diminution de forces vives réalisé — de même que la mesure de la *criminalité* se fonde sur l'autre terme de la même proposition — le plus ou moins de connaissance des attributs des choses possédé par le sujet.

Remarquons en dernière analyse que le crime est essentiellement particularisé par une tendance égoïste, puisque c'est en dérivant des forces vives à son profit *personnel* que cette diminution de forces est réalisée par le criminel. Cette tendance égoïste se trouve en opposition formelle avec la tendance humaine altruiste qui, elle, a au contraire pour résultante l'augmentation des forces vives.

De même que dans la nature il existe, dans le domaine extra-humain, des combinaisons physiques et chimiques, comme aussi des productions végétales et animales qui déterminent nécessairement des malheurs, de même il se trouve dans le règne humain des sujets qui sont des facteurs inévitables de crimes. Cela résulte incontestablement de l'état particulier d'équilibre instable du milieu terrestre.

IX. La sociologie criminelle de Ferri. — Enrico Ferri va publier prochainement la troisième édition de son ouvrage, *I nuovi orizzonti del diritto e della procedura penale*, qui a fait une propagande si féconde des nouvelles idées. Cette troisième édition, qui sera en même temps publiée en français, aura le titre de *Sociologie criminelle*.

Le nouveau titre indique mieux le contenu du livre, car E. Ferri est celui, parmi les partisans de l'école criminaliste expérimentale, qui a donné le plus de développements au côté sociologique des recherches sur les crimes et les criminels. Garofalo est plus strictement juriste, et cette division du travail entre les positivistes a été justement une des raisons les plus efficaces des succès de la nouvelle école.

Le premier chapitre de la *Sociologie criminelle* résume « les données de l'anthropologie criminelle » et après avoir répondu aux principales objections faites à cette science nouvelle, il en tire la classification des criminels qui est désormais acceptée par tous les anthropologistes et les sociologistes.

Les données de la statistique criminelle sont étudiées dans le deuxième chapitre, et ici E. Ferri résume les observations qu'il a faites surtout sur les statistiques françaises depuis 1826 et qu'il avait déjà publiées en 1880, même avant les résumés officiels de cette série admirable. La conséquence principale de ces données est la loi que E. Ferri appelle la *saturation criminelle*, c'est-à-dire que le nombre et la qualité des crimes et délits dans chaque pays sont déterminés chaque année par les conditions du milieu physique et social et par les dispositions bio-psychiques des individus. De cette loi il conclut à l'efficacité très limitée des peines, comme moyens de défense contre les criminels et il y oppose le système des *substitutifs de la peine*. C'est là une solution originale du problème toujours posé et jamais résolu d'une manière pratique et systématique en même temps, de la prévention des crimes, pour laquelle on est encore en plein empirisme.

Le chapitre III développe la théorie positiviste de la responsabilité, qui est une des monographies les plus générales données par E. Ferri, car il résout de la façon la plus positive et logique le fameux problème : Comment l'homme peut-il être punissable de ces délits s'il n'est pas moralement libre en les commettant? E. Ferri, en reprenant la seule théorie du droit de punir qui soit admise par le bon sens, c'est-à-dire la défense sociale contre les criminels, a donné à cette idée les développements les plus rigoureusement scientifiques, toujours en rapport avec la classification des facteurs du crime, qui, elle aussi, est désormais acceptée par tous; c'est-à-dire des facteurs anthropologiques (biologiques et psychiques) des facteurs physiques et des facteurs sociaux du crime.

« L'homme est responsable seulement parce que et tant qu'il vit en société, » voilà la conclusion de E. Ferri, qui en a fait une application juridique très discutée en Italie, en soutenant l'impunité de celui qui, pour des motifs humanitaires et sociaux, aide un autre au suicide ou bien hâte la fois de celui qui veut mourir (1).

La responsabilité sociale (c'est-à-dire vis-à-vis de la société) que l'homme a pour toute action qu'il accomplit, doit être adaptée dans les applications à la catégorie anthropologique à laquelle appartient le criminel. S'il est aliéné, il est tout de même responsable vis-à-vis de la société, c'est-à-dire que celle-ci réagit quand même contre son activité dangereuse, mais la forme de la défense sociale est l'asile au lieu d'être la prison.

---

(1) *Homicides et suicides*, 2ᵉ édit., 1886. Torino.

Et ce dernier chapitre de la *Sociologie crimi-nelle* a justement pour but de développer les moyens pratiques de la défense sociale adaptés à chaque catégorie de criminels, en commençant par la procédure, dans laquelle E. Ferri propose beaucoup de réformes radicales, puis il passe aux systèmes répressifs et proteste contre l'engouement moderne en faveur du système cellulaire, qu'il appelle « anti-humain, trop coûteux et stupide ».

La conclusion de l'ouvrage est que le droit criminel et pénal classique doit se transformer en une science sociale concrète et non pas seulement juridique, abstraite. « La sociologie générale, dit E. Ferri, n'est que le canevas, qui donne les lois les plus générales de la vie des sociétés et sur lequel on peut construire des sociologies particulières, suivant l'ordre des phénomènes qu'on étudie. » Ainsi on peut faire et on devra faire de la sociologie économique et non plus de l'économie politique métaphysique ; de la sociologie juridique et non plus du droit civil métaphysique ; et aussi de la sociologie politique et non du droit constitutionnel ou international académique. De même, et dans ce sens, on doit faire de la sociologie criminelle et non plus du droit criminel. Car les criminalistes, en s'étant bornés jusqu'ici à faire l'anatomie juridique du délit et de la peine comme abstractions isolées des conditions de leur genèse et de leur application, sans une méthode scientifique pour en faire la diagnose, n'ont jamais pu, malgré la splendeur des traités et des codes, indiquer les vrais moyens d'obtenir une défense contre le délit, qui soit plus efficace et moins coûteuse pour la société, moins illusoire pour les criminels mêmes, et moins injuste vis-à-vis des pauvres, négligés s'ils restent honnêtes malgré leur misère, et soignés seulement après qu'ils ont commis des délits.

X. VAN HAMEL. — Dans les Universités hollandaises, l'usage exige qu'au jour anniversaire de la fondation de l'Université, le Recteur de l'année tienne un discours de cérémonie sur quelque thème relatif à sa science spéciale.

A l'Université d'Amsterdam, ce jour est le 8 janvier. Pour l'année académique 1890-91 le recteur M. G.-A. van HAMEL, a prononcé un discours magnifique sur « le mouvement actuel dans les sciences pénales ».

Il commence par signaler « un mouvement sur toute la ligne »; dans tous les pays, en Italie (Lombroso, Ferri, Garofalo), en France (Lacassagne, Tarde, Gauckler), en Allemagne (von Liszt), en Autriche (Benedickt, Wahlberg), en Belgique (Prins); un mouvement réunissant les criminalistes dans l'Union Internationale de droit pénal, les médecins et les criminalistes ensemble dans les revues et les congrès d'anthropologie criminelle.

Pour bien comprendre le caractère du mouvement, il fallait se souvenir de celui de la fin du xviiie siècle, inauguré par le livre de Beccaria. Deux grandes forces stimulaient ce mouvement : un *sentiment humanitaire* et un *besoin de règles certaines dans l'administration de la justice.*

Pour satisfaire à ce besoin, les criminalistes, en leur qualité de jurisconsultes, étaient les

hommes désignés, puisqu'il s'agissait de l'analyse
consciencieuse des notions juridiques. Or ce travail est menacé par un grand danger : le « dog-
matisme », ce que l'orateur nommait par ironie,
« le soin de la certitude dans les règles juridiques,
en état d'indigestion », quand le jurisconsulte
« ne se nourrit pas de notions juridiques pour
vivre (scientifiquement), mais quand il vit pour le
plaisir d'avaler des notions juridiques ». L'orateur
alors a peint plusieurs des excès où ce dogma-
tisme avait conduit et devait conduire. « Le mou-
lin criminaliste continuait à tourner avec la même
monotonie sans qu'on se rendit toujours compte
des résultats. »

Mais plusieurs d'entre les criminalistes ont été
réveillés de leur sommeil dogmatique par deux
forces, l'une qui les effrayait, l'autre qui les atti-
rait. Ils ont été effrayés par le « fiasco du système pénal actuel » et l'accroissement du nombre
des récidivistes. Ils ont été attirés par le caractère scientifique de la tendance positive, c'est-à-
dire par la méthode des sciences naturelles, l'examen des phénomènes et de leurs causes.

C'est la gloire incontestée de l'école positive
italienne et de son fondateur, d'avoir commencé
le mouvement. L'orateur désapprouve énergiquement l'opposition contre « les anthropologistes »,
contre « les Italiens »; opposition qui se manifeste même parmi des criminalistes adhérents à
la nouvelle tendance. Quoiqu'on puisse combattre
avec raison quelques conclusions de celui-ci,
surtout son hypothèse de l'atavisme, il est certain
que le mouvement n'aboutira à rien si l'on
s'écarte du point de départ de cette école, « la

reconnaissance de la nécessité d'un examen étio-
logique concernant l'homme criminel et les
influences qui dominent ses actions ».

Et il blâme surtout l'antithèse que plusieurs
criminalistes se mettent à signaler entre ce qu'ils
nomment « l'école Italienne et l'école Française »,
comme si la première était une école purement
anthropologique, l'autre une école entièrement
sociologique. Pour démontrer qu'au fond la différence n'est pas de principe, il donne un exposé
comparatif de « l'homme criminel » de Lombroso
et du livre « les habitués des prisons de Paris »
du docteur Laurent, publié avec une préface du
professeur Lacassagne. Sa conclusion sur ce point
est : qu'il faut distinguer entre les études sur
« *les causes de la tendance criminelle* » et les
études sur « *les causes du développement de cette
tendance* ». Les deux études ont un caractère à la
fois *anthropologique* et *sociologique;* mais dans
les premières le premier caractère prévaut, dans
les autres c'est le second.

Quant à la méthode pour l'examen *anthropologique* dans les prisons, l'orateur recom-
mandait non pas un examen médical distinct,
mais l'examen assidu des médecins chefs du
service médical dans les différentes prisons, sous
les auspices d'un médecin scientifique de premier ordre qui pourrait guider les investigations
diverses.

L'orateur passe ensuite à la méthode pour l'examen des causes *sociales* et signale trois méthodes :
la méthode populaire des conclusions générales *a
priori;* la méthode de contrôle de ces conclusions
par les résultats des statistiques générales; et la

méthode) des investigations statistiques spéciales.
Cette dernière devrait et pourrait être suivie bien
plus qu'on a l'habitude de le faire. Elle mine-
rait et affaiblirait certainement plus d'une croyance
généralement répandue, mais mal fondée, comme
celle qui attribue à la pauvreté une influence absolument funeste, et à l'instruction primaire une
influence absolument favorable sur l'état de la
criminalité. Ces deux thèses sont amplement développées et appuyées sur les travaux de Quételet
et de la statistique française. (La statistique criminelle hollandaise a été presque absolument
négligée jusqu'ici.)

Enfin l'orateur signale quelques vœux de la
nouvelle tendance dans le domaine spécial des
mesures *pénales*.

Il développe quatre de ces mesures de réforme
qu'il recommande énergiquement : un lien
plus étroit entre la répression pénale et l'action
civile en dommages-intérêts ; un traitement
moins doctrinaire de l'enfance coupable; la condamnation conditionnelle; le traitement spécial
des récidivistes, des délinquants d'habitude,
surtout des incorrigibles, et les sentences indéterminées.

Il finit son discours en déclarant que le plus
grand ennemi, ennemi souvent caché mais cependant très réel, de la nouvelle tendance, c'est la
doctrine philosophique de la satisfaction pénale,
doctrine descendant de l'ancienne vengeance et
qui a la prétention de confier aux hommes une
tâche qui ne peut reposer qu'entre les mains
d'un Dieu.

XI. DUFAY. — LE SOMNAMBULISME ET LE DROIT PÉNAL (*Revue philosophique*, 1891). — Dufay, sans connaître les études de notre école, arrive ici aux mêmes conclusions à propos des sujets hynopti- ques. Supposons, dit-il, qu'un sujet commette, alors qu'il est en état de somnambulisme, un acte délictueux ou criminel, doit-on l'en punir? Non, à coup sûr; mais on devrait le mettre en situation de ne pouvoir recommencer; et telle, selon lui, devrait être, même pour les crimes et délits commis consciencieusement à l'état normal, l'opinion de ceux qui, exempts des préjugés de la scolastique, n'admettent pas le libre arbitre; c'est-à-dire que, tout en refusant de regarder l'accusé comme res- ponsable d'un acte déterminé par des conditions soit organiques — acquises ou héréditaires — soit extérieures, causes d'impulsions auxquelles il n'a pas su ou pu résister, ils ne peuvent cependant pas le considérer comme dangereux pour la société et ne pas désirer qu'il soit mis hors d'état de réci- diver.

L'irresponsabilité personnelle doit s'effacer devant la sécurité publique. N'enferme-t-on pas les aliénés dangereux? Dans l'un comme dans l'autre cas, c'est une injustice morale, mais c'est une nécessité sociale. Est-ce à dire que le con- damné devrait être à jamais séparé de la commu- nauté à laquelle il s'est montré nuisible? — Non pas. — La peine supportée serait pour lui un enseignement, une menace pour l'avenir, qui agiraient sur ses déterminations futures dans le sens de l'intérêt public et du bien général.

Les lois, en effet, lorsqu'elles punissent, ont en vue la société bien plus que le délinquant. Le législateur, en déterminant ses peines, ne doit pas dépasser le degré de sévérité nécessaire pour réprimer les sentiments vicieux, nés de l'organisation anatomo-physiologique, ou du manque d'éducation qui les produit.

Sans doute, au point de vue de l'éthique pure, ce n'est là qu'un pis-aller, car la sanction pénale ne peut employer que des motifs externes de prévention future, tandis que l'éducation pendant l'enfance développe des motifs internes capables, non pas seulement d'empêcher l'exécution des désirs coupables, mais d'en rendre impossible la pensée même.

Il n'est généralement plus temps, chez les adultes, de faire naître l'impulsion vraiment morale ; il faut bien alors recourir aux moyens externes.

Or il me semble que cette thérapeutique externe peut s'appliquer utilement aux somnambules criminels qui, dans la condition seconde, comprendraient parfaitement la cause de leur séquestration et l'utilité pour eux de ne pas la mériter.

De même, un somnambule réellement criminel se rappellerait, en condition seconde, l'acte coupable commis par lui, comprendrait qu'il en subit le châtiment et s'appliquerait à ne pas tomber en récidive. C'est affaire d'appréciation de la part des magistrats, après examen et rapport d'une commission médicale compétente.

Mais non, je ne demande pas plus qu'alors une condamnation, mais je trouve nécessaire une précaution qui ressemble à la condamnation par ses effets, c'est vrai, tout en ne privant pas de l'estime publique le somnambule criminel, digne au contraire de commisération.

7.

Leur détention même ne devrait pas avoir lieu dans une prison, mais dans un des établissements spéciaux dont il est parlé dans le rapport de M. de D' Th. Roussel (section III) au nom de la commission sénatoriale chargée du projet de revision de la loi du 30 juin 1838 sur les aliénés (1884). Il n'en est pas de même de l'inconscience produite par l'ivresse ou l'alcoolisme qui, loin d'être admise comme circonstance atténuante, devrait constituer au contraire une circonstance aggravante.

Au cas où le crime serait commis dans l'état de somnambulisme provoqué ou d'hypnotisme, et pour obéir à une suggestion imposée, il est évident qu'il y aurait lieu à condamnation — au sens ordinaire du mot — mais contre le magnétiseur ou l'hypnotiseur (M. Liégeois, de Nancy, a traité magistralement cette question).

Mais comment connaître le coupable ? On pourrait songer à faire hypnotiser le sujet par une autre personne, qui lui ordonnerait de révéler le nom de l'auteur de la suggestion criminelle ; mais d'abord les hypnotisés ont généralement la prétention d'agir spontanément, sans suggestion étrangère ; le sujet déclarerait donc probablement que le crime est dû à son initiative personnelle, mais sans qu'il en connaisse le motif.

De plus, le suggestionneur primitif n'aurait pas manqué de lui recommander le secret, et peut-être même de désigner une autre personne. Quelle certitude pourrait-on donc avoir ? Dans le doute, la prudence n'exigerait-elle pas que l'instrument du crime fût séparé de sa cause, pour éviter une récidive trop facile ?

Et ici, remarquons-le, la séquestration permettrait au médecin de l'établissement, sinon de faire l'éducation morale du sujet, mais au moins de lui inculquer une règle de conduite, non seulement pendant le sommeil hypnotique, mais dans la vie de relation normale, ainsi que l'ont prouvé les expériences de M. le Dr Auguste Voisin, d'où résulterait la possibilité de faire de la suggestion un procédé d'éducation infaillible.

L'influence du magnétiseur sur le magnétisé conduirait au même résultat. Peut-être arrivera-t-on un jour à analyser, à dissocier les divers phénomènes de la suggestion, par exemple de l'électro-aimant.

XII. TOLSTOÏ. — Je ne veux pas finir ce chapitre sans faire mention d'un fragment précieux de Léon Tolstoï, LE VIN ET LE TABAC, où il nous donne peut-être trop chargée, la théorie de l'influence de l'alcool sur la criminalité.

L'homme, on le sait, peut s'aveugler de deux façons par rapport à l'objet qui se trouve devant lui : ou bien en fixant son regard sur d'autres objets plus éclatants, ou bien en plaçant devant son rayon visuel un corps opaque qui cache l'autre entièrement.

De même, il peut se cacher à lui-même les manifestations de sa conscience en portant toute son attention sur diverses occupations, soucis et plaisirs, ou bien en obscurcissant volontairement sa faculté même d'attention.

S'il s'agit de personnes ayant un sens moral grossier ou rudimentaire, il leur suffit de simples distractions extérieures pour les empêcher d'aper-

cevoir les indications que leur donne leur conscience sur l'irrégularité de leur vie. Mais, pour les
hommes d'une organisation morale supérieure,
ces moyens mécaniques ne suffisent pas. Ils ne
les empêchent pas complètement de distinguer le
désaccord qui existe entre leur vie et les exigences
de leur conscience.

Et cette lutte trouble l'harmonie de leur existence. Pour l'oublier et continuer leur vie irré-
gulière, ils ont recours à un moyen intérieur qui
est plus sûr, en cherchant à endormir la conscience elle-même, et ils y arrivent par l'empoisonnement du cerveau à l'aide de narcotiques.

Supposons, par exemple, que la vie d'un homme
ne soit pas d'accord avec sa conscience, et que
cet homme n'ait pas assez de force pour rétablir
l'harmonie. D'autre part, les distractions qui devraient empêcher son attention de se fixer sur ce
désaccord sont ou insuffisantes par elles-mêmes,
ou bien le sont devenues pour lui.

Cet homme, alors, qui veut persévérer dans la
mauvaise voie, malgré les avertissements de sa
conscience, se décide à empoisonner, à paralyser
complètement, et pour un certain temps, l'organe
par l'intermédiaire duquel se manifeste la conscience.

L'explication de cette habitude, aujourd'hui
répandue dans l'univers entier, de fumer et de
s'alcooliser, ne nous est fournie ni par un penchant naturel, ni par le plaisir et la distraction
que cela donne, mais par la nécessité de se dissimuler à soi-même les manifestations de la conscience.

Un jour que je me promenais dans la rue, je

passais devant quelques cochers de fiacre qui causaient entre eux. L'un d'eux fit tout à coup une remarque qui me frappa : « Qui peut en douter? disait-il. Il aurait certainement eu honte d'agir ainsi s'il n'avait pas été ivre. »

Ainsi donc, un homme, n'ayant pas bu, aurait eu honte de faire ce qu'un ivrogne avait fait. Ces paroles révèlent la cause réelle qui force les hommes à recourir aux divers narcotiques et excitants. Les hommes les emploient dans le but d'étourdir les remords de la conscience après avoir commis une action qu'elle condamne, ou dans le but de provoquer un état d'esprit qui les rend capables d'agir contrairement à leur conscience. La conscience retient l'homme sobre de la fréquentation des filles publiques, du vol, de l'assassinat. L'homme ivre, au contraire, n'est pas inquiété par des remords de cette nature. Celui donc qui veut commettre une mauvaise action doit avant tout s'étourdir par l'ivresse. Je me souviens d'avoir été frappé par la déposition d'un cuisinier qu'on jugeait pour l'assassinat d'une vieille dame de mes parentes, chez laquelle il était en service. Il résultait de son propre récit sur les circonstances du crime qu'il avait commis, que lorsqu'il avait saisi le couteau et était entré dans la chambre de sa victime, il avait senti tout à coup qu'il était incapable de commettre un pareil crime : « L'homme sobre a des remords, » disait-il. Il retourna donc dans la salle à manger, et but coup sur coup deux verres d'eau-de-vie qu'il avait préparés d'avance. Ce n'est qu'alors et pas avant, qu'il se sentit capable de commettre son crime, et il le commit.

Les neuf dixièmes des crimes sont commis précisément dans ces conditions. Boire d'abord pour se donner du courage.

De toutes les femmes qui succombent, la moitié au moins cède à la tentation sous l'influence de l'alcool. Presque tous les jeunes gens qui vont dans les maisons publiques le font également sous l'influence de l'alcool. Les hommes connaissent fort bien cette faculté de l'alcool d'étouffer la voix de la conscience, et ils s'en servent dans ce but. Mais ce n'est pas encore tout. Non seulement les hommes obscurcissent leur propre intelligence pour faire taire leur conscience, mais encore ils obscurcissent celle des autres lorsqu'ils veulent leur faire commettre une mauvaise action. C'est ainsi qu'on fait boire les soldats avant de les envoyer sur le champ de bataille. Lors de l'assaut de Sébastopol, tous les soldats français étaient ivres.

Il ne faut pas être très observateur pour remarquer que les gens qui font peu de cas des lois de la morale sont, plus que les autres, enclins à s'adonner à l'ivresse sous toutes ses formes.

Les brigands, les voleurs, les prostituées ne peuvent se passer d'alcool.

Tout le monde sait et convient que la consommation de ces produits a pour but d'étouffer les remords de la conscience.

On sait aussi et l'on convient également que ces produits tuent effectivement la voix de la conscience, et que l'homme ivre est capable de commettre certaines actions qu'il repousse avec horreur à l'état de sobriété.

Tout le monde est unanime à le reconnaître. Et

cependant, chose étrange, dans le cas où l'usage
de ces produits excitants ne conduit pas à l'assassinat, au vol, à la violence, etc., ou n'a pas pour
but d'étouffer les remords, on ne le blâme pas ;
on ne le blâme pas lorsqu'on le rencontre chez
des personnes dont la profession n'a rien d'immo-
ral, et qui n'en abusent pas, c'est-à-dire boivent
et fument peu et régulièrement.

XIII. — Lombroso et Laschi ont édifié tout un
système pénal sur les crimes politiques, en partant
du misonéisme (1). Dans la nature la loi d'inertie
domine, et plus encore dans le monde humain,
qui a horreur du nouveau. Tout changement préci-
pité et qui n'est pas arraché par la nécessité est
pénible pour lui, et en politique il est punissable car il marche contre l'opinion et les sentiments de la majorité.

Si le progrès organique et moral n'a lieu que
lentement et par des *attritus* puissants, provoqués
par les circonstances extérieures et intérieures,
et si l'homme et la société humaine sont instinc-
tivement conservateurs, il faut conclure que les
efforts en faveur du progrès, qui se manifestent
par des moyens trop brusques et trop violents, ne
sont pas physiologiques ; que, s'ils constituent
quelquefois une nécessité pour une minorité op-
primée, ils sont en ligne juridique, un fait anti-
social, et, par conséquent un crime.

Et souvent un crime inutile, car ils éveillent
une réaction dans le sens misonéistique, laquelle,

(1) *Le Crime politique*, 1892, 2 vol., F. Alcan, avec VI pl.
hors texte et 29 fig.

se basant solidement sur la nature humaine, a une portée plus grande que l'action antérieure. Tout progrès, pour être accepté, doit être très lent, autrement il devient un effort inutile et préjudiciable.

Ceux qui veulent imposer une innovation politique, sans traditions, sans nécessité, attaquent le misonéisme et éveillent ainsi la réaction dans les âmes qui abhorrent le nouveau et qui justifient, par là, l'application de la loi pénale.

Et ici apparaît la distinction entre les révolutions qui sont un effet lent, préparé, nécessaire, tout au plus rendu un peu plus rapide par quelque génie névrotique ou par quelque accident historique, et les révoltes ou séditions, qui seraient une incubation précipitée, artificielle, à température exagérée, d'embryons voués par là même, à une mort certaine.

La révolution est l'expression historique de l'évolution; étant donnés, chez un peuple, un ordre de choses, un système religieux, scientifique, qui ne soient plus en rapport avec les nouvelles conditions et les nouveaux résultats politiques, etc., elle les change avec le *minimum* d'*attritus* et avec le *maximum* de succès; c'est pourquoi les émeutes et les séditions qu'elle provoque, si toutefois elles en sont une partie nécessaire, sont à peine remarquées et se dissipent presque aussitôt qu'elles sont nées; c'est la rupture de la coquille par le poussin arrivé à maturité.

Un autre caractère de la révolution est son mouvement lent et gradué, autre raison de succès, parce qu'alors, elle est tolérée et subie sans secousses, bien qu'assez souvent, une certaine

violence devienne nécessaire contre les partisans
de l'ancien état de choses, que l'on rencontre toujours, quelque sérieuses que soient les raisons en
faveur du nouveau; et cela toujours par suite de
l'universalité du misonéisme et de la loi d'inertie.

Les révolutions sont plus ou moins étendues,
générales et suivies par tout un peuple; les
émeutes sont toujours partielles, œuvres d'un
groupe limité de castes ou d'individus; les classes
élevées ne prennent presque jamais part à ces dernières; toutes les classes au contraire prennent
part aux premières, même, et surtout, les classes
élevées, bien entendu quand elles ne sont point
en cause.

Les séditions répondent à des causes peu importantes, souvent locales ou personnelles, qui
tiennent à l'imitation, à l'alcool et plus encore au
climat, comme on le verra par la comparaison
avec les crimes de rébellion et de blessures, et
elles ont une durée d'autant plus brève qu'elles
sont plus violentes. Comme elles ne tendent pas
vers des idéals élevés, elles n'atteignent aucun but
ou en atteignent un contraire au bien-être général;
elles sont fréquentes chez les peuples les moins
avancés (par exemple, à Saint-Domingue, dans
les petites républiques du moyen âge et dans
celles de l'Amérique méridionale) comme dans les
classes moins cultivées, et parmi le sexe le plus
faible; et les criminels y participent beaucoup
plus que les honnêtes gens. (Voir ci-après.)

Les révolutions, au contraire, apparaissent toujours rarement; jamais chez les peuples peu avancés, et toujours pour des causes très graves, ou
pour des idéals élevés; et les hommes passionnés,

c'est-à-dire, les criminels par passion ou les
génies, y prennent plus souvent part que les criminels ordinaires.

De là vient que, si les rébellions cessent avec
la mort des chefs, les révolutions, au contraire,
en reçoivent une nouvelle impulsion (Christ) ; et,
bien que les débuts soient, le plus souvent, peu
favorisés, elles finissent, presque toujours, par
triompher, à l'inverse des révoltes qui, au contraire, ne sont victorieuses qu'au début.

Ceci arrive, même quand il s'agit de peuples
faibles opposés à des peuples forts, comme en
Grèce, dans les Pays-Bas, à Milan, en 1848, et
dans l'entreprise de Garibaldi. Si, tout d'abord,
ces révolutions semblent faiblir, elles donnent
lieu à un travail lent qui finit par les faire triompher ; c'est ainsi que le parti populaire de Rome,
réprimé par Sylla, triompha avec César ; à Flo-
rence les Ciompi vaincus finirent par l'emporter
avec les Médicis ; dans les temps modernes, les
mouvements révolutionnaires de 1848 et de 1849,
en Hongrie et en Italie, cruellement réprimés
d'abord, conduisirent ces nations à la conquête de
leur indépendance politique.

Cela s'explique par ce motif, que les révolutions se forment, quand le terrain est prédisposé,
grâce à l'apparition de génies ou de monomanes
qui, en raison de l'originalité et de l'acuité plus
grande de leur esprit, de leur misonéisme moindre,
pressentent les nécessités qui seront, plus tard,
senties par tous. Tout d'abord, le public miso-
néiste, ne pouvant les suivre dans leurs vues, les
méconnait et les abandonne à quelques fanatiques
passionnés et souvent fous ou criminels ; mais

plus tard, lorsque leurs prévisions se vérifient, ils recueillent cette unanimité de vouloirs qui est la plus grande des puissances ; résultat auquel contribue même la réaction suscitée par les souffrances injustes qui leur ont été infligées ; nous en avons la preuve dans les exemples du Christ, de Luther, de Szekeny, de Mazzini, de Garibaldi, etc.

Mais si le terrain n'est pas préparé, et si la distance est trop grande entre le précurseur et la masse du public, sa voix n'est pas écoutée, et l'on n'a alors qu'une sédition qui n'est plus que l'avortement de la révolution, la convulsion plutôt que le mouvement normal, et qui, par conséquent, comme celle-ci, est une preuve de maladie et d'affaiblissement.

Voilà pourquoi nous verrons les séditions plus nombreuses dans les pays chauds, ou dans ceux qui sont à de grandes altitudes, là où la pression atmosphérique moindre provoque l'anoxyémie, tandis que l'on voit les révolutions plus fréquentes dans les régions du froid tempéré ; les Juifs, par exemple, devenus presque des Aryens en passant du chaud au froid tempéré, tandis que des Aryens très purs, comme les Vandales, en passant du froid aux chaleurs excessives de l'Afrique, subissent un mouvement de régression.

Voilà pourquoi, enfin, il y a des pays où il n'y eut jamais de vraies révolutions, où la religion resta catholique, brahmine et fétichiste, et le gouvernement individuel et despotique, même dans les soi-disant républiques, tandis que les séditions sont très rares en Angleterre, dans l'Amérique du Nord, en Allemagne, où il y eut, au contraire, de grandes révolutions.

En somme, les révolutions sont des phénomènes physiologiques; les révoltes, des phénomènes pathologiques. C'est pourquoi les premières
ne sont jamais des crimes, parce que l'opinion publique les consacre et leur donne raison, tandis que
les secondes, au contraire, sont toujours, sinon
des crimes, du moins l'équivalent, parce qu'elles
sont l'exagération des rébellions ordinaires.

Il y a cependant des intermédiaires entre les
révolutions et les révoltes; ce sont les soulève-
ments provoqués par une cause juste, imperson-
nelle, générale, mais qui éclatent prématurément,
comme ceux de Étienne Marcel en France, de
Pierre le Grand en Russie, de Pombal en Portugal, de Cola et de Masaniello en Italie, ou qui
partent des couches infimes de la société, comme
le christianisme et le bouddhisme, comme les
Ciompi, comme la Jacquerie en France, ou des
rangs les plus élevés, comme le nihilisme et, en
Italie, les mouvements de 1821 et de 1831; ils
finissent, il est vrai, quelquefois par triompher,
mais, en attendant, tant qu'ils ne se sont pas
adaptés au milieu, ils ressemblent aux révoltes.

XIV. Joly. — Dans la *France criminelle* (1890),
M. Joly prouve, avec l'aide de la statistique, que le
crime en France, dans les périodes successives de
notre siècle, a eu tour à tour comme caractère
dominant la passion, puis la cupidité, puis la
dépravation, et enfin l'inertie ou la lâcheté. Les
historiens et les moralistes auront à voir si ces
évolutions du monde criminel coïncident ou non
avec celles de notre société tout entière.

Il a mis aussi en relief la grande influence des
déplacements sur la criminalité contemporaine.

On avait, déjà, les éléments d'une comparaison entre la criminalité des étrangers résidant en France et celle des Français ; mais une statistique tout à fait récente nous permet d'apprécier la criminalité de chaque département d'après les crimes et les délits commis par les gens nés sur son territoire, en quelque endroit de la France que ce soit. Sur ces renseignements, M. Joly a dressé une carte nouvelle de la France criminelle. Puis il consacre un important chapitre à commenter, à « illustrer » la loi que les calculs faits à la chancellerie ont permis de formuler de la façon suivante : « Sur 100,000 Français n'ayant point quitté le lieu de leur naissance, 8 sont traduits en cour d'assises ; sur 100,000 individus domiciliés dans d'autres départements que celui où ils sont nés, il y en a 29, et sur 100,000 étrangers résidant en France il y en a 41. »

Il nous donne un chapitre douloureux sur la précocité du mal et sur l'augmentation effrayante de la criminalité des adolescents ; elle est surtout causée, selon lui, par la disparition de l'apprentissage. Quant aux professions, M. Joly ne s'est pas borné à peindre les qualités et les défauts du paysan et de l'ouvrier. D'après lui, « pour expliquer la criminalité des gens, il faut moins voir la manière dont ils pratiquent une profession donnée que la manière dont ils sont souvent tentés ou contraints d'en sortir ».

Le déclassement universel, lui paraît la cause principale, sinon unique, des aggravations des crimes.

Dans son autre ouvrage Le Crime, Joly démontre que le progrès moral de la France n'a pas, depuis 50 ans, suivi ses progrès matériels. Le crime s'y est multiplié et en même temps s'y est affiné. Vers 1854, par exemple, on voit diminuer la cupidité, le vol ; sous l'empire, c'est la licence des mœurs qui gagne du terrain ; aujourd'hui nous assistons à une sorte d'abandon de soi-même qui se traduit par des suicides de plus en plus fréquents.

Maintenant, si l'on étudie la répartition des crimes sur le sol français, on s'aperçoit bien vite que les grands centres sont les foyers du mal ; on voit aussi que l'instabilité de la désorganisation de la famille en sont des causes puissantes. M. Joly marque très bien le caractère des causes de notre décadence ; elles sont surtout d'ordre moral. Or, les remèdes essentiels ne peuvent être que de même nature. Telle est bien sa conclusion. « Je crois fermement, dit-il, que ni l'individu coupable, ni la société complice du délit ne sont sous l'empire d'une fatalité insurmontable. J'affirme même que cette conclusion ressort à chaque instant de l'étude impartiale du crime, aussi bien dans la vie publique que dans la vie privée (p. x). »

Cet ouvrage peut donc être regardé comme une réfutation de nos théories. Après avoir récapitulé toutes les causes de démoralisation, M. Joly poursuit : « Dans tout cela, où donc est l'atavisme, tel que l'a imaginé l'école italienne? où donc est la régression vers un type sauvage? où donc est la constitution d'un organisme criminel produit par les hasards de la naissance et les combinaisons accidentelles de l'hérédité? Il est bien vrai que le crime ne laisse ni à l'individu ni à la famille l'intégrité primitive. L'alcoolisme fait dégé-

nérer la race, la prison abâtardit ceux qui y sé-
journent, l'irrégularité dans le travail brise la
volonté, la défaillance amenée par les difficultés
énormes de la réhabilitation enlève à l'organisme
même tout son ressort, l'affaiblissement des fonctions sociales se traduit par la décadence visible
du type et de la physionomie du condamné. Oui,
tout cela est exact ; mais, dans tout cela, il faut
voir des effets plutôt que des causes du délit
(p. 419-420).

J'ai déjà répondu à ces critiques (1) ; j'ajou-
terai seulement que de ces deux ouvrages, très
riches de faits et d'études, et très bien écrits,
émane un parfum d'église ; l'auteur prêche le
catholicisme comme remède à tous ces maux.
Une réfutation de cette panacée nous paraît
inutile.

XV. — FRASSATI, dans le livre : *La nuova
scuola penale* 1892 (Turin), a fait l'histoire complète de la diffusion des idées de notre école dans
toutes les nations d'Europe, surtout en Russie, en
France, en Allemagne et en Amérique.

C'est avec un vrai orgueil que nos partisans
peuvent voir les progrès de leur œuvre depuis
vingt-deux ans ; mais peut-être la partie la plus
intéressante de cette belle histoire, est-elle celle
où il découvre le *nucleus* de nos doctrines dans
des écrivains très anciens tout à fait oubliés.

C'est ainsi que Alexandre von Joch dans : *Ueber
Belohnung und Strafe nach Turkischen Gesetzen*,
1772, nie la liberté humaine ; et résolument,

_____

(1) L'*Anthropologie criminelle*, etc., p. 31, 35, 36. Paris, 1889.

comme Ferry, partant de la conviction que l'homme n'est point libre, il se demande sur quoi se fonde le droit de punir. « La peine est nécessaire, dit-il, elle devra donc subsister lorsque toutes les libertés seront disparues. »

« Le blâme et la louange, la peine et la récompense, l'espérance et la crainte, sont les roues au moyen desquelles la société humaine vit et se remue. Sans les lois et les peines, les nations ne peuvent exister. »

« Cette idée que les peines et les récompenses deviennent inutiles si on nie la liberté, est si peu fondée, qu'il nous semble que la peine pourrait bien paraître inutile, si l'homme sans principe et sans cause, peut vouloir quelque chose. Il n'y a, pour punir les hommes, d'autres motifs que le bien-être de la société : on punit un criminel par la même raison et dans le même but qu'on tue un chien enragé. » Ce sont nos idées, presque même nos expressions.

Après Joch vient Rondeau (*Essai physique sur la peine de mort*, Mémoires de l'Académie royale de Bruxelles, 1770). Celui-ci encore nie l'existence de la liberté morale, et il s'appuie sur cette négation pour demander à l'Europe la réforme radicale de toute la législation criminelle. Il pense que le mal moral est le résultat d'un mal physique. L'assassin même est un malade comme tous les autres criminels. Ceux-ci doivent être punis parce qu'ils troublent le cours régulier de la vie sociale, parce qu'ils sont contraires au développement de l'espèce.

Mais étant donné que chaque crime soit le produit naturel et la conséquence logique de quelque maladie, la peine ne doit être autre chose qu'un traitement médical.

Dans son système de répression, toutes les prisons doivent se transformer en hôpitaux : on ne tentera nullement d'améliorer l'organisation des condamnés. On soignera le voleur et l'oisif, en leur faisant goûter les joies du travail; et en les séquestrant pour toute leur vie dans le cas où ils seront inaccessibles à tout traitement.

CHAPITRE V

LES CONGRÈS : SAINT-PÉTERSBOURG, ANVERS,
BERNE, CHRISTIANIA. — JOURNAUX

Lorsqu'on dit que les congrès ne sont jamais
sérieux, on exagère certainement; ils sont une
dilution des académies des foires aux vanités;
mais ils nous donnent la résultante de l'homme
moyen, du bon sens; ils nous apprennent jusqu'à
quel point a pénétré une doctrine à une époque
donnée, dans la foule des demi-savants qui font
la majorité, et quels en sont les côtés les plus
abordables.

I. Congrès de Saint-Pétersbourg. —Ainsi nous
avons vu dans le Congrès pénitentiaire de Saint-
Pétersbourg quelques hommes de génie comme
Latyschew, Alongi, Sichart, Prins, protester contre
les illusions des vieux juristes. C'est là que Sichart
a formulé les thèses suivantes auxquelles nous
souscrivons, mais auxquelles ce Congrès bureau-
cratique certainement n'a pas donné son appro-
bation:

« 1° C'est un fait, prouvé par la statistique et
expliqué scientifiquement par l'anthropologie criminelle, que la peine infligée par la loi est inca-

pable d'amender moralement un nombre assez élevé de criminels.

« 2° Par conséquent, la loi, dans l'intérêt de la sécurité publique, devrait statuer des peines d'une durée indéterminée contre les criminels à la fois incorrigibles et dangereux; et contre ceux qui sont incorrigibles, mais qui n'offrent pas un danger pour la société, elle devrait édicter des peines d'une durée relativement courte, mais d'autant plus sévères quant à leur mode d'exécution, afin de détruire ou au moins d'atténuer la tendance perverse qu'ont ces individus de violer la loi, et d'exercer sur eux aussi longtemps que possible une influence intimidante. »

M. Alongi aussi y a écrit :

« Qui naît rond, ne peut mourir carré. — Tous les criminels d'habitude et de profession sont radicalement incorrigibles et il faut se préoccuper de deux choses : 1° les rendre impuissants ; 2° en diminuer le nombre par la peine de mort, ou par l'isolement et le travail. »

Et M. Latyschew :

« Le régime cellulaire est fondé sur la théorie de la perfectibilité indéfinie de tout homme, et la conviction religieuse que la solitude provoque inévitablement le repentir et ramène nécessairement au bien.

« Les partisans exaltés du nouveau système, inventé au delà de l'océan par la secte des Quakers, croyaient dans leur entraînement avoir trouvé une véritable panacée universelle, capable d'agir sur toutes les volontés coupables et de régénérer pour une vie nouvelle chaque criminel, quels que fussent ses antécédents, son âge, son caractère.

« Cependant les résultats obtenus par les premiers essais d'amendement étaient loin de répondre aux espérances des croyants. Un nombre considérable de libérés réputés amendés, revinrent de nouveau en prison pour y subir une nouvelle condamnation.

« On se mit à introduire diverses modifications dans le système, tout en espérant trouver un régime pénitentiaire plus efficace au point de vue moralisateur.

« Après avoir enfin épuisé, sans autre résultat, toutes les formes possibles de l'emprisonnement, on commence à soupçonner que l'impuissance du régime à améliorer les détenus n'est pas uniquement causée par l'imperfection des moyens d'application et qu'il faut distinguer, dans la masse des détenus, des types criminels. »

Mais, je le répète, devant l'homme moyen, devant la foule, l'idée géniale n'a point d'écho; même il y avait là plusieurs membres et des plus acharnés qui, après avoir nié l'existence du criminel-né, avouèrent, en petit comité, qu'ils savaient très bien qu'il existait, mais qu'il ne convenait pas à des hommes graves, à des magistrats, à des directeurs..... de l'admettre.

Et après des débats très animés, on a écarté l'idée d'une incorrigibilité absolue, et on y a substitué l'idée d'une incorrigibilité de fait.

« Sans admettre qu'au point de vue pénal et pénitentiaire, il y ait des criminels ou délinquants absolument incorrigibles, l'expérience démontre cependant qu'en fait il y a des individus

qui se montrent rebelles à la double action pénale
et pénitentiaire, et qui reviennent, par habitude
et comme par profession, à enfreindre les lois de
la société. La section émet le vœu qu'il faudrait
prendre des mesures spéciales contre ces individus. »

Tel est le vœu qui fut adopté à l'unanimité.
Une forte majorité vota ensuite des propositions
qui établissaient une distinction importante dans
l'ensemble de ce que nous appelons maintenant
les récidivistes ou les relégables; le Congrès y a
voulu distinguer des individus moins pervers,
tels que les mendiants ou vagabonds invétérés :
il a recommandé contre eux l'internement pour
une durée suffisante, dans des maisons de travail
obligatoire.

Un autre paragraphe visait l'internement prolongé ou, suivant les cas, l'envoi dans les territoires ou possessions dépendant des pays intéressés; mais toujours avec les garanties que l'autorité doit assurer à ceux qui sont privés de la
liberté et une possibilité de regagner la liberté
entière par leur bonne conduite, notamment après
le système de la libération conditionnelle.

Voici les autres propositions votées par le Congrès :

EXTRADITION

1° Il serait à désirer que les législations pénales particulières adoptassent comme règle générale le principe de l'extradition, même sans
condition préalable de réciprocité (sauf les réserves que chaque État croirait devoir stipuler).

2° L'exception tendant à devenir la règle, si l'extradition était adoptée en principe par les législations particulières, les conventions internationales sur l'extradition pourraient changer de procédé, et, au lieu de l'énumération des faits délictueux amenant l'extradition, elles pourraient contenir l'énumération des faits délictueux auxquels l'extradition ne pourrait pas être accordée.

IVRESSE (1)

1° L'état d'ivresse considéré en lui-même ne saurait constituer un délit; il ne donne lieu à la répression que dans le cas où il se manifeste publiquement dans des conditions dangereuses pour la sécurité ou par des actes de nature à troubler la tranquillité et l'ordre publics.

2° On ne saurait nier l'utilité de dispositions législatives établissant des mesures coercitives, telles que l'internement dans un hospice ou une maison de travail, à l'égard des individus habituellement adonnés à l'ivrognerie, qui viendraient

---

(1) Divers orateurs ont paru vouloir considérer l'état d'ivresse comme un simple état pathologique nécessitant, ainsi qu'il a été dit textuellement, « une sollicitude spéciale » et demandant à être soigné dans un établissement *ad hoc*. Si l'on incarcérait les ivrognes, s'écrie un membre du congrès, il faudrait souvent, chez nous, envoyer en prison tout un village. D'autre part, des membres italiens voulaient que l'ivresse fût un délit, à la seule condition d'être publique et manifeste. Suivant eux, l'État, dans un but de prévention, devrait au moins punir, comme coupable d'une contravention de police, et comme responsable de tous les désordres qui peuvent suivre, quiconque paraît dans un lieu public en état d'ivresse évident.

Les membres français de la section ont demandé que, pour être punie, l'ivresse ne fût pas seulement publique et manifeste, mais qu'elle donnât manifestement lieu à un scandale ou à un danger — un danger pour autrui? a-t-on demandé. — Pour autrui et pour soi-même, a-t-on répliqué, et ces derniers mots se retrouvent, en effet, dans le texte des vœux votés par la section et par l'assemblée générale.

à être à la charge de l'assistance ou bienfaisance
publiques, qui se livreraient à la mendicité ou
qui deviendraient dangereux pour eux-mêmes ou
pour autrui.

3° Il est urgent de rendre les propriétaires de
débits de vin ou de spiritueux pénalement responsables pour débit de liqueurs fortes à des individus manifestement ivres.

4° En cas d'infraction pénale commise en état
d'ivresse :

I. L'état d'ivresse non complète ne peut en aucun cas exclure la responsabilité ; comme circonstance ayant influence sur la mesure de la peine,
cet état ne peut être défini par le législateur, ni
comme circonstance atténuante ni comme circonstance aggravante, mais son influence sur cette
mesure dépend des circonstances de chaque cas
particulier.

II. L'état d'ivresse complète exclut la respon
sabilité en principe à l'exception toutefois des cas
suivants :

a) Quand l'ivresse constitue par elle-même une
infraction pénale, et

b) Dans le cas des « *actiones liberæ in causa* »,
quand l'auteur s'enivre sachant qu'en état d'é-
briété, il doit ou peut commettre une infraction
criminelle ; dans le premier cas, il se rend responsable d'un délit commis avec préméditation ;
dans le second, d'un délit commis par négligence.

ENSEIGNEMENT DE LA SCIENCE CRIMINELLE (1)

1° Le congrès est d'avis que l'enseignement de

(1) Plusieurs orateurs ont pu établir que cet enseignement
se donnait déjà dans leurs pays, et que la discipline des pri-

la science criminelle et pénitentiaire est très utile et très à désirer et que l'étude scientifique de l'application des peines peut facilement être conciliée avec les exigences de la discipline pénitentiaire.

2° Il émet le vœu qu'une chaire de la science criminelle et pénitentiaire soit créée dans les universités des différents pays, et que l'administration pénitentiaire offre les facilités nécessaires pour soutenir et encourager cette étude.

3° Il est d'avis que la création des bibliothèques de science pénitentiaire dans les établissements pénitentiaires, et à l'usage des fonctionnaires de ces établissements, est à désirer.

RECELS (1)

Pour combattre d'une manière efficace le recel il y a lieu :

1° D'édicter à l'égard de certaines professions,

sons n'y avait aucunement souffert de l'espèce de clinique pénitentiaire par laquelle on s'efforçait de le compléter.

Joly a demandé par voie d'amendement, que le titre de la chaire réclamée fût légèrement modifié et qu'à ces mots « enseignement de la science pénitentiaire », on substituât ceux-ci : « enseignement de la science criminelle et pénitentiaire ». Pour combattre un ennemi quel qu'il soit, il importe avant tout de le bien connaître. C'es' pourquoi la lutte de la société contre les malfaiteurs doit être éclairée par une connaissance aussi profonde que possible de la nature du crime et du délit, de leurs variétés, de leurs causes et de leur histoire. Cet amendement fut voté à l'unanimité.

(1) La discussion a d'abord mis en lumière un certain nombre de faits intéressants. Cette pratique est ancienne et s'est perfectionnée et étendue. Les délégués de l'Espagne et du Portugal affirment que chez eux la pratique du recel est un élément constant de toute association criminelle. Un délégué de la Bavière attire l'attention sur certaines maisons organisées pour le recel, comme d'autres le sont pour la débauche clandestine, avec différentes issues et différents escaliers. Il rappelle qu'on a proposé de traiter ces maisons

telles que celles de banquiers ou changeurs, bijoutiers et brocanteurs, des dispositions réglementaires destinées à prévenir le recel;

2° De faire du recel non pas un cas de complicité, mais un délit spécial;

3° D'établir une aggravation progressive des peines pour la récidive en cette matière.

RÉPRESSION ET DÉLITS DES DÉTENUS

Il n'y a pas lieu de soustraire à la juridiction des tribunaux ordinaires des délits de droit commun commis par les détenus pendant leur incarcération, de quelque nature qu'ils soient, sauf naturellement le cas où ces délits sont menacés d'une peine spéciale par les lois ou règlements concernant l'ordre et la discipline dans la prison.

PRISONS

1. Il est à désirer que des prisons spéciales soient établies pour la détention préventive, autant

comme des vaisseaux de pirates et qu'on en a demandé la confiscation. Mais d'autres membres insistent davantage sur le caractère international que le recel a pris de nos jours. Tout le monde sait que des « agences anglaises » ont organisé très savamment cette fructueuse industrie. Elles centralisent à Londres les objets volés et surtout les titres; puis elles feignent davoir retrouvé ces titres ou d'en avoir obtenu la restitution, et elles les offrent à leur légitime propriétaire moyennant un courtage de 30 à 60 p. 100 suivant les cas.

A ce propos, M. Dumas, directeur des affaires criminelles au ministère de la justice de France, a donné à la réunion des chiffres édifiants; ils lui avaient été fournis par une enquête de la préfecture de police. Dans une seule année les recherches faites à Paris ont vu reconstituer un total de 2 500 000 francs transportés de France en Angleterre, à la connaissance de la police, et ayant donné lieu à ce trafic de soi-disant restitution, jusqu'à concurrence d'environ moitié. Il n'y a pas de doute qu'un pareil commerce ne soit également pratiqué au détriment de la Belgique et, sans doute aussi, de l'Allemagne.

que cela est possible, et, dans le cas contraire, qu'un quartier spécial dans la maison d'arrêt soit destiné à l'emprisonnement des prévenus.

2. La séparation individuelle sera adoptée comme règle générale pour la détention préventive et ne pourra être remplacée par la détention en commun, pendant le jour, sur le désir exprimé à cet effet par le prévenu, que si le pouvoir judiciaire ou administratif l'autorise.

3. La séparation individuelle sera également appliquée aux mineurs, lorsqu'ils seront en état de détention, et celle-ci ne sera ordonnée que dans les cas de nécessité absolue; il est à désirer en principe que les mineurs âgés de moins de dix-sept ans bénéficient de l'état de liberté, jusqu'au moment où l'autorité aura statué définitivement sur leur sort.

4. La séparation individuelle sera remplacée par la détention en commun pour les personnes qui ne sauraient la subir impunément pour leur santé, à raison de leur âge avancé ou de leurs indispositions physiques ou psychiques.

5. Les prévenus devraient être traités sur la base du droit commun. La détention préventive entraînera uniquement les restrictions exigées par son but même et le soin de maintenir l'ordre de la prison.

6. L'administration locale ne pourra appliquer à l'égard des prévenus que les mesures de discipline prévues par les règlements et strictement nécessaires pour maintenir l'ordre et la tranquillité.

7. L'activité des sociétés de patronage organisées pour les condamnés libérés devrait aussi s'étendre aux prévenus relaxés.

LIBÉRATION CONDITIONNELLE

1. Toute peine étant destinée à la fois à punir le coupable, à le mettre dans l'impossibilité de nuire et à lui donner les moyens de se réhabiliter, et les peines de longue durée permettant plus que les autres d'espérer l'amendement du condamné, l'organisation de ces peines devra être inspirée par les principes de réforme qui régissent les peines de courte durée.

2. Toute condamnation à une peine de longue durée comportera au début un certain temps de cellule.

3. Après le temps de cellule de jour et de nuit lorsque le condamné sera admis au travail en commun pendant le jour, il continuera à être enfermé en cellule pendant la nuit.

4. L'administration devra organiser des travaux autant que possible en plein air, et de préférence des travaux publics, mais à la condition indispensable que ces travaux seront installés de telle façon que les détenus ne pourront jamais être en contact avec la population libre.

5. La libération conditionnelle ne sera accordée qu'avec tous les ménagements possibles et en suivant une gradation concordant avec l'amendement du condamné.

6. Des patronages seront créés, soit par l'initiative privée, soit par l'administration, pour protéger les condamnés pendant la durée de la libération conditionnelle et veiller sur eux tant que, après leur libération définitive, ils ne sembleront pas complètement amendés.

TRAVAIL DANS LES PRISONS

1. Le travail, un travail utile et autant que possible productif, étant nécessaire pour les détenus à quelque régime pénitentiaire qu'ils soient soumis, c'est en chaque pays qu'il convient d'examiner, suivant sa situation, comment le travail peut être pratiquement fourni et dirigé pour répondre aux règles et nécessités diverses de l'œuvre pénitentiaire, soit par le système de la régie, soit par le système de l'entreprise.

2. Le travail étant la partie principale de la vie pénitentiaire, doit rester soumis dans son organisation et dans son fonctionnement à l'autorité publique, qui seule a qualité pour suivre l'exécution des lois pénales. Il ne saurait donc comporter l'abandon des détenus à l'exploitation d'intérêts particuliers.

3. D'une manière générale, mais sans qu'il convienne d'imposer des règles absolues, le système de la régie semble faciliter le mieux la subordination du travail, comme de toute autre partie du régime pénitentiaire, à l'œuvre qu'il s'agit d'accomplir. Mais à raison des difficultés que l'organisation des travaux d'intérêt public peut présenter, on peut concevoir que des administrations recourent à des entreprises ou industries privées, pourvu que l'utilisation de la main-d'œuvre ne constitue pas la domination d'un entrepreneur sur la personne et sur la vie d'un détenu.

4. Dans l'organisation des travaux pénitentiaires et particulièrement dans le système en régie, il est désirable que les avantages de la main-d'œuvre pénitentiaire soient réservés à l'Etat, et l'on peut émettre le vœu que l'Etat soit en consé-

quence, dans la mesure du possible, à la fois producteur et consommateur des objets confectionnés par la main-d'œuvre pénale.

Étant donnée l'obligation stricte de faire travailler les détenus, il est inévitable et nécessaire que leur main-d'œuvre donne des produits utiles comme elle devrait d'ailleurs les donner dans la vie libre. Néanmoins le travail des détenus, s'il est organisé avec discernement, sous l'action d'une administration toujours maîtresse d'en régler les conditions, semble ne pouvoir constituer à l'égard du travail libre qu'une concurrence de faible importance.

Cette concurrence semble surtout ne pouvoir faire équitablement l'objet de plaintes, lorsqu'il s'agit, soit de travaux agricoles offrant un intérêt public et ayant l'avantage d'éviter le déclassement des ouvriers ruraux, soit de travaux industriels fonctionnant pour l'usage même des prisons ou pour d'autres services publics au compte de l'État.

D'une manière plus spéciale et sans prétendre fixer des règles absolues, on croit devoir recommander :

1° Que la main-d'œuvre soit utilisée dans la mesure du possible et sans faire tort aux nécessités de l'œuvre pénitentiaire, aux besoins mêmes de la vie des détenus et du fonctionnement des prisons ;

2° Que les avantages pouvant résulter de cette main-d'œuvre soient réservés le plus possible au service de l'État, et ne bénéficient pas à des exploitations ou entreprises privées ;

3° Que la fixation des effectifs de chaque industrie dans un lieu déterminé, le choix, la variété et le remplacement de ces industries, la détermination des salaires et tarifs du travail, soient combinés de manière à ne laisser constituer ni protection, ni privilège, ni forces abusives capables de déprimer les industries libres correspondantes ;

4° Que l'autorité publique conserve toujours, en quelque mode d'organisation que ce soit, le moyen de parer à toute concurrence abusive qui se produirait, sans réduire les détenus au chômage et sans les abandonner à l'exploitation ou au pouvoir d'entrepreneurs et industriels quelconques.

ENCOURAGEMENT AU TRAVAIL

1. Un système de récompense et d'encouragements matériels et moraux aux détenus, fixés par le règlement avec liberté de choix concédée à l'administration, est efficace dans l'intérêt d'une bonne discipline, ainsi que de l'amendement des détenus.

2. Les mesures indiquées devraient être une rétribution de l'assiduité au travail et de la bonne conduite, sans porter préjudice au caractère sérieux et au but de la peine.

3. Il y a lieu de donner la plus grande extension aux moyens moraux d'encouragements et de récompenses, tels qu'espoir d'abréviation de la peine, autorisation d'acheter des livres, d'envoyer des secours aux parents.

4. Est admissible, en fait d'encouragements matériels, l'autorisation de substances alimentaires qui, sans avoir le caractère de friandises, paraissent utiles au point de vue hygiénique.

5. Le détenu pourrait être autorisé à disposer pour ses besoins matériels et moraux d'une quotepart de son pécule, dans une mesure limitée par le règlement en général et par l'opinion raison-

née du chef de l'établissement de `s chaque cas particulier.

6. La part de pécule mise en réserve devrait être déposée, au moment de la libération du détenu, près des autorités ou des sociétés de patronage qui se chargeraient de faire des paiements au détenu par fractions, au fur et à mesure de ses besoins.

7. La disposition par le détenu de son patrimoine en dehors de son pécule ne pourrait être admise, comme moyen de satisfaction à ses besoins dans l'intérieur de la prison, qu'avec l'autorisation du directeur.

FONCTIONNAIRES DES PRISONS

1. Il est de la plus haute importance, au point de vue des intérêts de l'œuvre pénitentiaire, de bien assurer le recrutement des fonctionnaires, employés et agents du service des prisons.

2. Quant à la voie à suivre à cet effet, il faudra distinguer entre le personnel supérieur et le personnel inférieur.

3. Il importe d'abord de déterminer les conditions d'admission à ces fonctions. Pourront être admis de préférence : aux fonctions supérieures des personnes en possession de l'instruction générale qu'elles comportent ; aux fonctions inférieures, autant que possible, d'anciens militaires ayant achevé leur service obligatoire.

4. La préparation des candidats aux fonctions supérieures comprendra : *a*) des cours d'histoire et de théorie de la science pénitentiaire, et *b*) l'étude pratique de tous les détails du service des prisons, dirigée par des chefs de prisons-modèles ; le stage achevé, les candidats en question seront portés sur les listes à présenter à l'admi-

nistration ayant qualité pour faire des désignations.

5. L'instruction préparatoire des candidats aux fonctions inférieures comprendra surtout un service pratique pénitentiaire, qui pourra répondre, par exemple, à l'institution des écoles de gardiens fonctionnant en certains pays, ce service étant dirigé par des chefs de prisons expérimentés aux lieux mêmes dans le rayon desquels les candidats auront à entrer en fonctions.

6. Il est essentiel d'assurer au personnel des émoluments et avantages répondant à l'importance de la tâche si honorable et si difficile qu'ils ont à remplir pour le bien de la société ; une parcimonie exagérée ne pourrait qu'être préjudiciable à tous égards.

II. Congrès d'Anvers. — Le Congrès international pour l'étude des questions relatives à la protection de l'enfance, au patronat des détenus et des libérés, à la mendicité et au vagabondage, qui s'est ouvert à Anvers le 9 octobre avec 378 congressistes, a donné des résultats bien plus importants que je résume dans ces vœux :

PROTECTION DE L'ENFANCE

1. En principe, le placement dans les familles et particulièrement à la campagne, si la situation de l'enfant le comporte, est le meilleur système à appliquer aux enfants trouvés, abandonnés ou orphelins.

2. On entend par *enfants moralement abandonnés* ceux qui, par suite d'infirmités, de la négligence, des vices de leurs parents ou d'autres causes, se trouvent livrés à eux-mêmes et privés d'éducation.

3. Le placement des enfants moralement abandonnés sera, en règle générale, précédé d'une enquête sur la conduite et le caractère de l'enfant, la situation et la moralité de ses parents, et, s'il y a lieu, d'un temps d'observation et d'études spéciales sur l'enfant lui-même.

4. Les modes d'éducation qu'il y a lieu d'appliquer aux enfants moralement abandonnés sont, suivant l'âge au moment de l'admission et suivant les circonstances :

Le placement dans les familles et particulièrement à la campagne ;

L'école par internat ou demi-internat ;

Le placement isolé ;

Le placement par groupes.

Le placement dans les familles est, en principe, reconnu le meilleur.

5. La déchéance de la puissance paternelle doit être prononcée contre les parents ou ascendants, frappés de condamnation pour crimes ou délits pouvant compromettre la moralité, la sûreté ou la santé de l'enfant.

La déchéance sera obligatoire ou facultative, selon la nature et la gravité des crimes et délits.

La même déchéance pourra être prononcée contre les parents ou ascendants dont l'inconduite notoire, l'ivrognerie habituelle, les mauvais traitements ou les abus d'autorité compromettraient la moralité, la sûreté ou la santé de l'enfant.

6. Les enfants des parents déchus seront placés sous la tutelle de l'autorité publique, à moins que la justice n'en décide autrement.

7. Il est désirable que la déchéance de l'autorité paternelle ne soit *jamais* prononcée d'une manière absolument définitive ou irrévocable, mais que, *dans tous les cas*, celui qui l'a encourue

puisse en être relevé judiciairement et reprendre l'exercice des droits qui lui sont nécessaires pour remplir, à l'égard de ses enfants, le devoir d'éducation qui lui est imposé par la nature et par la loi.

8. L'emprisonnement par voie de correction paternelle doit être supprimé.

9. L'internement de l'enfant par voie de correction paternelle ne peut être ordonné que par le juge, qui doit toujours avoir le droit de le faire cesser.

Les enfants internés seront placés sous la tutelle de l'autorité publique, à moins que la justice n'en décide autrement.

PATRONAGE DES DÉTENUS ET DES LIBÉRÉS

1. Le patronage des libérés est le complément indispensable de tout système pénitentiaire normal.

2. Il doit revêtir la forme la mieux appropriée aux traditions, aux mœurs et à la législation de chaque pays.

Sans en proscrire aucune, le Congrès considère que, pour produire tous ses effets, le patronage doit surtout être l'œuvre de l'initiative privée, encouragée et soutenue par l'appui moral, et, s'il est besoin, par les secours financiers des gouvernements.

3. Le Congrès émet le vœu qu'il se crée des sociétés de patronage dans tous les lieux où il existe un établissement de répression, avec une organisation qui permette de suivre les libérés aux lieux où ils se rendent.

4. Le Congrès émet le vœu de voir les comités de patronage se recruter parmi toutes les classes de professions et s'assurer la collaboration non

seulement des chefs d'industrie, mais encore des contremaîtres et ouvriers ou des corporations représentant les corps d'état.

5. Il recommande de rattacher entre elles les institutions de chaque pays par une organisation centrale qui, tout en conservant à chaque société son caractère propre et son autonomie, multiplie ses moyens d'action par l'échange des idées et des informations, et par l'association des efforts.

6. Il est en outre désirable que des relations s'établissent entre les institutions des divers pays pour favoriser l'action commune dans les termes du vœu émis par le récent Congrès de Saint-Pétersbourg.

7. Le patronage doit être préparé avant la libération. A cet effet, des visites sont faites dans les prisons par des membres des Sociétés agréées par le gouvernement, en respectant les règlements de la prison et sans empiéter sur les attributions du service pénitentiaire.

8. Le patronage consiste avant tout dans la recherche, et, s'il est possible, dans l'organisation du travail.

La réconciliation avec les familles ou avec les anciens patrons, le rapatriement, l'expatriation, et, pour les jeunes gens, la mise en apprentissage et l'engagement militaire, suivant les usages des divers pays et les circonstances, sont également recommandés.

9. Le secours en argent ne doit être admis qu'exceptionnellement, pour un besoin déterminé, et le plus souvent à titre de prêt.

10. Le patronage doit, autant que possible, comprendre l'assistance des membres de la famille à la charge du prévenu ou du libéré.

11. Il conviendrait que le pécule du libéré pût

être confié aux Sociétés de patronage pour lui être remis par fractions et suivant ses besoins.

12. Le Congrès considère, suivant le vœu émis par le Congrès de Saint-Pétersbourg, comme une entrave réelle pour le patronage, comme un obstacle à toute reprise du travail, et, par conséquent, comme une cause fatale de rechute pour les condamnés libérés, la divulgation qui serait trop facilement faite aux particuliers des renseignements contenus dans les casiers judiciaires, ou se trouvant entre les mains de la police.

13. Les refuges ou asiles qui ont pour but de recueillir, à titre essentiellement provisoire, les libérés sans ressources, ou de leur donner du travail, à défaut de placement à l'extérieur, sont un moyen d'action nécessaire pour les sociétés qui ont à assister un grand nombre de patronnés.

La division des libérés par petits groupes est recommandée partout où elle peut être établie sans trop de frais.

Les principes essentiels pour l'organisation des asiles consistent dans la libre entrée, la libre sortie, un règlement précis sur la durée du séjour et les motifs de prolongation, un régime simple, une discipline appropriée au but moral à atteindre et l'installation de moyens pour procurer du travail aux réfugiés.

14. La mise sous la surveillance de la police est un grave obstacle à l'œuvre du patronage.

En l'état de la législation pénale, il serait désirable que l'individu, placé sous la surveillance spéciale de la police, fût relevé de cette surveillance, pendant qu'il est soumis à l'action du patronage, soit par la grâce, soit par la libération conditionnelle.

MENDICITÉ ET VAGABONDAGE

1. *a*) Tout individu reconnu absolument incapable de gagner sa vie a droit à l'assistance publique et ne peut être considéré comme mendiant ou vagabond, et ne peut être passible, à ce titre, de la loi pénale.

b) L'assistance publique a le devoir de garder ou d'aider efficacement les convalescents jusqu'à ce qu'ils aient la force nécessaire pour exercer leur métier ou profession.

c) Les établissements ou sociétés d'assistance publique et privée doivent compléter leur œuvre en s'occupant de rechercher du travail pour les indigents qu'ils assistent et de les employer, en attendant, à un travail momentané qui couvrira une partie des frais de l'assistance donnée.

Les administrations des villes sont invitées à employer le plus possible les assistés dans les services publics.

d) Les établissements et sociétés d'assistance doivent favoriser le rapatriement, dans les campagnes dont ils sont originaires, des indigents des grandes villes.

Les communes dont le vagabond est originaire devront concourir à ce rapatriement.

Il y a lieu d'obtenir des administrations de chemins de fer, en vue de ce rapatriement, des coupons, des réductions de tarif ou même des parcours gratuits.

2. Comme remède au vagabondage et à la mendicité, il y a lieu de développer les institutions de prévoyance et d'assistance, non seulement d'ordre privé, mais encore celles ayant un caractère public, telles que les caisses d'assurance, les

caisses ou établissements pour les invalides du travail, etc.

3. Dès qu'un individu est reconnu, conformément aux lois de chaque nation, comme vagabond récidiviste qualifié, il doit rester aussi longtemps que possible sous la tutelle de l'Etat et être soumis à un régime plus sévère avec faculté pour l'autorité d'appliquer la libération conditionnelle.

4. Il y a lieu, pour enrayer les progrès du vagabondage et de la mendicité, d'encourager la création d'institutions et de provoquer des mesures législatives destinées à combattre l'alcoolisme.

VŒU GÉNÉRAL

Le Congrès émet le vœu que les pouvoirs publics favorisent dans la plus large mesure possible l'extension et l'initiative individuelle en faveur de toutes les œuvres de bienfaisance.

III. — L'UNION ALLEMANDE DU NORD-OUEST (1) POUR LA RÉFORME DES PRISONS s'est déclarée contraire à l'institution de la *Condamnation conditionnelle,* utile seulement pour remplacer les courtes peines ; mieux vaut recourir exclusivement à l'institution des condamnations suspensives. De la nécessité reconnue d'une réforme, on n'a conclu qu'à une transformation rationnelle des peines de courte durée. L'assemblée s'est mise en présence des dangers sérieux que pourrait présenter cette institution, étant donné surtout son caractère facultatif. D'autre part, la condamnation conditionnelle, une fois admise avec un caractère obligatoire, pour-

(1) *Nord-W. Deutsch. Verein fur Gefonguissevesen,* 1890.

rait assurer l'impunité du premier délit à un grand nombre de délinquants.

D'autre part, on a fait des propositions pour substituer à la condamnation conditionnelle, en certains cas, la peine de l'admonition judiciaire, comme aussi de substituer, dans de nombreux cas, aux courtes peines privatives de liberté la peine d'un travail forcé (mais rémunéré), qui serait remplacé, faute d'exécution, par la peine privative de liberté.

Cette peine du travail forcé semble également recommandable comme peine éventuelle au cas où l'amende n'est pas recouvrable.

IV. CONGRÈS DE L'UNION INTERNATIONALE DU DROIT PÉNAL. — L'Union Internationale de droit pénal, fidèle à son drapeau qui est aussi le nôtre, a voté ces conclusions — dans sa deuxième séance qui a eu lieu à Berne — sous la présidence de M. Ruchonnet, président de la République Helvétique :

1. Il y a des malfaiteurs pour lesquels, vu leur état physique et moral, la réaction habituelle de la peine ordinaire est insuffisante.

2. Dans cette catégorie rentrent, en particulier, les récidivistes endurcis que l'on doit considérer comme des criminels dégénérés ou des criminels de profession.

3. Ces malfaiteurs doivent être soumis, selon le degré de leur dégénérescence et le danger qu'ils présentent, à des mesures spéciales destinées à les mettre hors d'état de nuire et à les amender, si possible.

Ces propositions nous montrent que moins les

Congrès sont officiels, plus ils s'approchent du vrai.

V. Union internationale du droit pénal (section allemande). — Dans la réunion de la section allemande de la même Union, à Halle, les 26 et 27 mars 1890, on a discuté diverses questions importantes parmi lesquelles nous relevons celles qui suivent :

1° Sous quelles conditions semble devoir être recommandée l'introduction de la condamnation conditionnelle dans la nouvelle législation pénale?

La question a été tranchée en ce sens qu'il semble nécessaire de modifier le système pénitentiaire actuel en restreignant l'application des peines de courte durée; c'est pourquoi il y a lieu de recourir à la condamnation conditionnelle quand il s'agit d'une peine privative de liberté jusqu'à *trois mois*.

2° Comment la loi pénale doit-elle préciser les éléments de la récidive et quelles peines doivent être appliquées aux récidivistes (spécialement à ceux qui sont incorrigibles)?

Après une longue discussion, on a décidé, à la presque unanimité, d'étendre les éléments de la récidive le plus possible, et même au cas où le nouveau délit ne serait pas identique au premier. Il suffirait qu'il fût du même genre, la désignation en incombant au législateur. Celui qui a commis plusieurs récidives doit subir une aggravation de peine avec internement ultérieur dans une maison de travail correctionnel, perpétuel au besoin pour les incorrigibles, avec libération conditionnelle après un délai de cinq années

VI. Congrès de Christiania. — Les résolutions suivantes votées par le dernier Congrès de l'Union à Christiania (août 1891) :

1. Moyennant une organisation satisfaisante de la peine pécuniaire, il y a lieu d'en recommander à la législation et à la jurisprudence un usage plus étendu, spécialement :

a) Dans les cas moins graves, comme peine principale facultative ;

b) Dans tous les cas, comme peine accessoire facultative.

2. En fixant le taux de l'amende, il y a lieu de tenir compte, en dehors des autres bases de détermination de la peine, des conditions de fortune du coupable.

3. Dans les législations contemporaines il y a lieu d'augmenter le maximum de l'amende et de fixer le minimum aussi bas que possible.

4. Il y a lieu de recommander vivement aux législateurs de faciliter, autant que possible, le payement de l'amende, notamment en autorisant des payements partiels (délais de payement).

5. Il faut, autant que possible, exclure la transformation de l'amende irrécouvrable en peine privative de liberté.

6. Il y a lieu d'appliquer aux peines pécuniaires le principe de la condamnation conditionnelle.

1. La législation pénale doit, plus qu'elle ne l'a fait jusqu'à ce jour, tenir compte de la réparation due à la personne lésée.

2. Pour les infractions légères contre la propriété, il n'y a pas lieu de prononcer une peine

si en temps opportun le coupable a indemnisé sa victime.

Ce principe n'est pas applicable si antérieurement le coupable a été condamné du chef d'une infraction contre la propriété.

3. Il y a lieu de rechercher si et jusqu'à quel point le pécule peut être affecté à la réparation due à la personne lésée.

1. Dans l'intérêt d'une étude plus complète du caractère et de la nocivité des délinquants d'habitude, notamment des incorrigibles, — étude absolument indispensable à la législation — l'Union charge son bureau de s'adresser aux différents gouvernements pour faire ressortir le haut intérêt que présente une statistique de la récidive détaillée, précise, uniforme et se prêtant à une étude comparative.

2. Pour les délinquants d'habitude, incorrigibles, il est absolument nécessaire que le jugement sur le dernier fait commis ne statue pas définitivement sur le traitement du délinquant, mais que cette décision soit abandonnée à une instruction postérieure, portant sur la personne du délinquant, sur son passé, sur sa conduite pendant une période d'essai à déterminer, etc.

VII. Journaux. — Nous citerons encore comme une des meilleures preuves des récents progrès de l'anthropologie criminelle la fondation de la *Scuola positiva*, revue paraissant à Naples tous les quinze jours, depuis le mois de mai 1891, sous la direction de MM. Ferri, Fioretti, Garofalo et Lombroso.

Jusqu'à présent, notre école n'avait qu'un seul organe dans la presse scientifique italienne : *L'Archivio di psichiatria et di Scienze penal.*

Le caractère théorique des études publiées dans
l'*Archivio*, en faisait une Revue qui intéressait
les hommes de science exclusivement; la *Scuola
positiva* a voulu, au contraire, se mettre au niveau
de la grande majorité des avocats et des magistrats, et a publié des articles d'une importance
toute pratique.

La bataille livrée contre le nouveau Code pénal
et la critique de la législation et de la jurisprudence faite avec une méthode jusqu'ici inconnue
aux métaphysiciens du droit, a bouleversé le
champ clos des vieux juristes, qui ne s'atten-
daient pas à voir critiquer, au nom de l'anthropologie et de la psychologie criminelle les arrêts
des Cours d'appel et de cassation, — et qui
croyaient les études de notre école un simple
ludus scientificus étranger au droit, et ne
devant jamais avoir aucune influence sur la jurisprudence.

Presque tous les articles publiés dans la *Scuola
positiva* ont une importance relative, particulière
à l'Italie; — et on comprend aisément la raison : les discussions sur le nouveau Code pénal
italien ne peuvent naturellement intéresser que
les Italiens.

Néanmoins quelques études, écrites dans un
esprit plus général, méritent aussi d'attirer l'attention des jurisconsultes étrangers : citons, par
exemple, les études du conseiller de cassation,
M. Arabia, sur l'administration de la justice en
Italie, de M. Ferri, sur les *Sostitutivi penali* et la
Criminalité de l'Italie; de MM. Garofalo, Carelli,
Sancipriano, sur le jury et les réformes de la procédure; de M. Fioretti, sur la notion classique du

vol; de M. Sighele, à propos de la jurisprudence relative au port d'armes.

Les collaborateurs de la nouvelle Revue sont très nombreux : la *Scuola positiva* a déjà publié des articles de correspondants de presque toutes les grandes villes d'Europe et d'Amérique, parmi lesquels nous citerons : M. Blanchemanche de Bruxelles, M. Perez y Oliva de Madrid, M. Morrison de Londres, M. Van Hamel d'Amsterdam ; M. Vicira de Aranjo au Brésil ; M. Mac Donald, professeur de criminologie à la Clark University (Etats-Unis).

Et elle a aussi ses correspondants dans les villes d'Italie, qui examinent surtout les débats au point de vue positiviste, tels que M. Moschini, substitut du procureur du roi, MM. Albano, Fabrizi, etc.

M. Tarde y a publié dans une des dernières livraisons un article très intéressant sur les lois de l'imitation; et M. Naquet, l'apôtre du divorce, a bien voulu choisir cette Revue pour répondre à une conférence contre le divorce, tenue à Rome par M. le marquis Crispolti, un papiste inflexible mais très intelligent.

La *Scuola positiva* ne néglige pas l'étude et les réformes du droit civil, auquel, en Italie, on essaie maintenant, par plusieurs innovations, d'appliquer la méthode expérimentale, pour rajeunir cette vieille branche de droit trop liée encore aux règles de l'ancien droit romain. C'est surtout au point de vue pénal qu'on veut réformer le droit civil, trop inspiré jusqu'ici du point de vue individualiste, pour ce qui a trait à la propriété, à la succession, aux contrats industriels, etc.

Et la *Scuola positiva* a déjà publié sur le droit civil des articles de MM. Aguanno, Mortara, Gianturco, Salvioli, Fioretti, Vadala Papale, Cogliolo, Tortori, etc. La nouvelle revue ne néglige pas non plus les études économiques qui représentent aujourd'hui un des côtés les plus importants du mouvement scientifique et qui ont des rapports si étroits avec la sociologie criminelle et juridique en général. M. Nitti, l'auteur du *Socialismo cattolico*, nous a donné des articles brillants sur la manifestation ouvrière du 1er mai, et sur la *Salvation Army ;* M. Cavagnari, l'auteur du volume sur les *Nouveaux horizons du droit civil*, a publié des études sur l'enfance abandonnée et sur la question ouvrière à Milan ; M. Alongi, l'auteur des études sur la *Camorra* et le *Maffia*, a écrit sur la vie sociale dans les petites communes rurales ; M. Zerbogli a écrit sur la prévention sociale de l'alcoolisme, etc.

Un autre journal qui a fait beaucoup pour l'anthropologie criminelle, c'est le *Centralblatt für Nervenheilkunde und Psychiatrie* de Kurella, qui a publié les dernières découvertes de Lombroso, de Ottolenghi, de Sighele, de Roncoron, et une revue complète des derniers travaux sur cette matière par Kurella et Morel.

La *Belgique judiciaire* a aussi un beau travail de Rickere, sur la criminalité féminine.

Enfin les *Archives d'anthropologie criminelle*, de Lyon ont publié les articles de Gonzar et de Benedickt, que nous avons résumés.

Dans l'*Archivio di Psichiatria antropologia criminale* ont paru tous les travaux dont nous avons parlé dans nos deux derniers volumes.

La *Nueva ciencia juridica* publiée, il y a quelques jours, par César Silio e Satillas à Madrid, a déjà donné trois bons travaux de Satillas sur un régicide espagnol, avec portrait, sur les meurtres par Silio, sur le tatouage des criminels.

Un autre journal la *Revista juridica*, de Bernard Lucas, paraît à Porto (Portugal) avec de belles études anthropologiques de Lucas et de Mattos sur une empoisonneuse typique.

CHAPITRE VI

L'ANTHROPOLOGIE CRIMINELLE DANS LA LITTÉRATURE
MODERNE

Bien souvent je me suis demandé pourquoi l'anthropologie criminelle était plus avancée dans la littérature que dans la science.

Les grands maîtres russes, suédois et français du roman et du drame moderne y ont tous puisé leurs plus grandes inspirations, à commencer par Balzac dans *La dernière incarnation de Vautrin*, *Les paysans*, *Les parents pauvres*, puis avec Daudet, Zola, Dostoiewsky et Ibsen.

Daudet nous a peint dans *Jack* toute une tribu de *ratés* (mattoïdes criminels), et personne n'a trouvé à y redire, pas plus que personne ne conteste la vérité de la *Maison des morts* et de *Crime et Châtiment* de Dostoiewski ; de même il n'y a personne qui mette en doute les fous et les criminels que nous a peints si merveilleusement Shakespeare.

Bien plus, ses descriptions sont si exactes qu'elles peuvent compter comme pièces probantes, et donner une nouvelle confirmation des découvertes anthropologiques, justement parce qu'elles dérivent d'une source toute différente. Voyons par exemple, avec Garofalo (1), l'analyse de la *Maison des Morts*.

« Cette étrange famille, dit Dostoiewsky, en parlant des criminels russes avec lesquels il était enchaîné, avait un air de ressemblance prononcé, que l'on *distinguait* du premier coup d'œil... tous les détenus étaient moroses, envieux, effroyablement vaniteux, présomptueux, susceptibles et formalistes à l'excès... C'était toujours la vanité qui était au premier plan... pas le moindre signe de honte ou de repentir... Pendant plusieurs années, je n'ai pas remarqué le moindre signe de repentance, pas le plus petit malaise du crime commis... Certainement la vanité, les mauvais exemples, la vantardise ou la fausse honte y étaient pour beaucoup... Enfin il semble que, durant tant d'années, j'eusse dû saisir quelque indice, fût-ce le plus fugitif, d'un regret, d'une souffrance morale. Je n'ai positivement rien aperçu.

« Ce n'est qu'à la maison de force que j'ai entendu raconter, avec un rire enfantin à peine contenu, les forfaits les plus étranges, les plus atroces. Je n'oublierai jamais un parricide, ci-devant noble et fonctionnaire. Il avait fait le malheur de son père. Un vrai fils prodigue. Le vieillard essayait en vain de le retenir par des remontrances, sur la pente fatale où il glissait. Comme il était criblé de dettes et qu'on soupçonnait son père d'avoir, outre une ferme, de l'argent caché, il le tua pour entrer plus vite en possession de son héritage.

« Ce crime ne fut découvert qu'au bout d'un mois. Pendant tout ce temps, le meurtrier qui,

---

(1) *Criminologie*, 3ᵉ édit. Paris, F. Alcan, 1892.

du reste, avait informé la justice de la disparition de son père, continua ses débauches.

« Enfin, pendant son absence, la police découvrit le cadavre du vieillard dans un canal d'égout recouvert de planches.

« Aussi longtemps que je l'ai connu, je l'ai toujours vu d'humeur très insouciante. C'était l'homme le plus étourdi et le plus inconsidéré que j'aie rencontré, quoiqu'il fût loin d'être sot. Je ne remarquai jamais en lui une cruauté excessive.

« Les bamboches revenaient presque toujours à époque fixe ; elles coïncidaient avec les solennités religieuses ou avec la fête patronale du forçat en ribote. Celui-ci plaçait un cierge devant l'image, faisait sa prière, puis il s'habillait et commandait son dîner.

« Il avait fait acheter d'avance de la viande, du poisson, des petits pâtés ; il s'empiffrait comme un bœuf, presque toujours seul ; il était bien rare qu'un forçat invitât son camarade à partager son festin.

« C'est alors que l'eau-de-vie faisait son apparition ; le forçat buvait comme une semelle de botte et se promenait dans les casernes, titubant, trébuchant ; il avait à cœur de bien montrer à tous ses camarades qu'il était ivre, qu'il « balladait » et de mériter par là une considération particulière. »

Nous trouvons plus loin un autre caractère enfantin, l'impossibilité de réprimer un désir : « le raisonnement n'a de pouvoir, sur des gens comme Pétrof, qu'autant qu'ils ne veulent rien.

« Quand ils désirent quelque chose, il n'existe pas d'obstacle à leur volonté. Ces gens-là naissent avec une idée qui, toute leur vie, les roule inconsciemment à droite et à gauche ; ils errent ainsi jusqu'à ce qu'ils aient rencontré un objet qui éveille violemment leur désir, alors ils ne marchandent pas leur tête... »

« Je m'étonnais de voir qu'il (Pétrof) me volait malgré son affection pour moi. Cela lui arrivait par boutades. Il me vola ainsi ma Bible que je lui avais dit de reporter à ma place. Il n'avait que quelques pas à faire, mais, chemin faisant, il trouva un acheteur auquel il vendit le livre, et il dépensa aussitôt en eau-de-vie l'argent reçu. Probablement il ressentait ce jour-là un violent désir de boire, et *quand il désirait quelque chose il fallait que cela se fît.* Un individu comme Pétrof *assassinera un homme pour vingt-cinq kopecks,* uniquement pour avoir de quoi boire un demi-litre; en toute autre occasion, il dédaignera des centaines de mille roubles. Il m'avoua le soir même ce vol, mais sans *aucun signe de repentir ou de confusion, d'un ton parfaitement indifférent,* comme s'il se fût agi d'un incident ordinaire. J'essayai de le tancer comme il le méritait, car je regrettais ma Bible. Il m'écouta sans irritation, très paisiblement; il convint avec moi que la Bible est un livre très utile, et regretta sincèrement que je ne l'eusse plus, mais il ne se repentit pas un instant de me l'avoir volée; il me regardait avec une telle assurance que je cessai aussitôt de le gronder. »

Même insouciance pour ce qui regarde leur vie, leur avenir :

« Un forçat se mariera, aura des enfants, vivra pendant cinq ans au même endroit, et, tout à coup, un beau matin, il disparaîtra, abandonnant femme et enfants, à la stupéfaction de sa famille et de l'arrondissement tout entier. »

Chose remarquable, Dostojewsky nous parle des qualités excellentes et solides de deux ou trois forçats, amis dévoués, incapables de haine... Eh bien ! la description qu'il nous fait des fautes qui avaient entraîné ces malheureux à la maison de force, prouve *qu'ils n'avaient pas commis de vrais crimes*, au sens que nous avons donné à ce mot.

Il nous parle d'abord d'un vieux croyant de Staradoub, qui se chargeait de cacher les économies des forçats.

« Ce vieillard, dit-il, avait soixante ans environ : il était maigre, de petite taille et tout grisonnant. Dès le premier coup d'œil il m'intrigua fort, il ne ressemblait nullement aux autres, *son regard était si paisible et si doux*, que je voyais toujours avec plaisir *ses yeux clairs et limpides*. Je m'entretenais souvent avec lui, et rarement j'ai vu un être aussi *bon*, aussi *bienveillant*. On l'avait envoyé aux travaux forcés pour un crime grave. Un certain nombre de vieux croyants de Staradoub (province de Tchernigoff) s'étaient convertis à l'orthodoxie. Le gouvernement avait tout fait pour les encourager dans cette voie et engager les autres dissidents à se convertir de même. Le vieillard et quelques autres fanatiques avaient résolu de « défendre la foi ». Quand on commença à bâtir dans leur ville une église orthodoxe, ils y mirent le feu. Cet attentat avait valu la déportation à son auteur. Ce bourgeois aisé (il s'occupait de commerce) avait quitté une femme et des enfants chéris, mais il était parti courageusement en exil, estimant dans son aveuglement qu'il souffrait « pour la foi ». Quand on avait vécu quelque temps aux côtés de *ce doux vieillard*, on se posait involontairement cette question : Comment avait-il pu se révolter? Je l'interrogeai à plusieurs reprises sur « sa foi ». Il ne reniait aucune de ses convictions, mais je ne remarquai jamais la moindre haine dans ses répliques. Et pourtant, il avait détruit une église, ce qu'.. ne désavouait nullement : il semblait qu'il fût convaincu que son crime et ce qu'il appelait « martyre » étaient des actions glorieuses. *Nous avions encore d'autres forçats vieux croyants,* Sibériens pour la plupart, très développés, rusés comme de vrais paysans. Dialecticiens à leur manière, ils suivaient aveuglément leur loi et aimaient fort à discuter. Mais ils avaient de grands défauts; ils étaient *hautains, orgueilleux* et fort *intolérants.* Le vieillard ne leur ressemblait nullement : très fort, plus fort même en exégèse que ses coreligionnaires, il évitait toute controverse. Comme il était d'un caractère *expansif* et *gai,* il lui arrivait de rire *non pas du rire grossier et cynique des autres forçats,* mais d'un rire *doux* et *clair,* dans lequel on sentait beaucoup de simplicité enfantine, qui s'harmonisait parfaitement avec sa tête grise. Peut-être fais-je erreur, mais il me semble qu'on peut connaître un homme rien qu'à son rire; si le rire d'un inconnu vous semble sympathique, tenez pour certain que c'est un brave homme. Ce vieillard s'était acquis le respect unanime des prisonniers; *il n'en tirait pas vanité.* Les détenus l'appelaient grand-père et ne l'offensaient jamais. Je compris alors quelle influence il avait pu prendre sur ses coreligionnaires. Malgré la fermeté avec laquelle il supportait la vie de la maison de force, on sentait qu'*il cachait une tristesse profonde, inguérissable.* Je couchais dans la même caserne que lui. Une nuit, vers trois heures du matin, je me réveillai : j'entendis un sanglot lent, étouffé. Le vieillard était assis sur le poêle et lisait son eucologe manuscrit. Il pleurait, je l'entendais répéter : « Seigneur, ne m'abandonne pas! Maître! fortifie-moi. Mes

pauvres petits enfants ! mes chers petits enfants !
nous ne nous verrons plus ! » Je ne puis dire
combien je me sentis triste. »

Or, en analysant « le crime » de cet homme,
on voit que Dostoiewsky a tort de s'étonner de
ses bonnes qualités. Il s'agit tout simplement
d'un homme qui défendait la religion de son
pays contre l'envahissement d'une nouvelle
croyance, c'est une action comparable à un délit
politique. Ce vieux croyant n'était qu'un révolté,
ce n'était pas un criminel. « Et pourtant il avait
détruit une église ! » exclame notre auteur. Oui,
mais sans faire périr personne dans les flammes,
sans avoir l'idée de faire le moindre mal à qui
que ce soit. Quel est le sentiment altruiste élé-
mentaire qu'il avait donc violé ? La liberté de foi
religieuse n'en est pas un. C'est un sentiment
trop perfectionné, le fruit d'un développement
intellectuel supérieur, qu'on ne peut pas s'attendre à trouver dans la moralité moyenne d'une
population. A notre point de vue, l'incendie de
l'église de Staradoub n'eût pas été un délit naturel. C'est un de ces faits qui, quoique punissables
par la loi, restent en dehors du cadre de la criminalité que nous avons tâché de tracer. Eh bien,
voilà que cet incendiaire non criminel est une des
rares exceptions remarquées par notre auteur à la
dégradation morale universelle qui l'entourait.

Une seconde exception nous est présentée dans
cette figure angélique d'Aléi, un Tartare du
Daghestan, qui avait été condamné pour avoir
pris part à un acte de brigandage, mais voilà en
quelles circonstances :

« Dans son pays son frère aîné lui avait ordonné

un jour de prendre son yatagan, de monter à cheval et de le suivre. Le respect des montagnards pour leurs aînés est si grand, que le jeune Aléi n'osa pas demander le but de l'expédition : il n'en eut peut-être même pas l'idée. Ses frères ne jugèrent pas non plus nécessaire de le lui dire. »

Evidemment, il s'agit d'un criminel malgré lui. Quoi d'étonnant qu'il eût une belle âme comme un beau physique? Dostoiewsky l'appelle « un être d'exception », — une de ces « natures si spontanément belles et douées par Dieu de si grandes qualités que l'idée de les voir se pervertir semble absurde ».

Il y a enfin le portrait d'un homme très honnête, serviable, exact, peu intelligent, raisonneur et minutieux comme un Allemand : Akim Akimytch. L'auteur nous le présente comme un original excessivement naïf; dans ses querelles avec les forçats, il leur reprochait d'être des voleurs, et les exhortait sincèrement à ne plus dérober... « Il lui suffisait de remarquer une injustice pour qu'il se mêlât d'une affaire qui ne le regardait pas. »

Eh bien, ce n'était pas non plus un criminel. « Il avait servi en qualité de sous-lieutenant au Caucase. Je me liai avec lui dès le premier jour, [c]i me raconta aussitôt son *affaire*. Il avait commencé par être *junker* (volontaire avec le grade de sous-officier), dans un régiment de ligne. Après avoir attendu longtemps sa nomination de sous-lieutenant, il la reçut enfin et fut envoyé dans les montagnes commander un fortin. Un petit prince tributaire du voisinage mit le feu à cette forteresse et tenta une attaque nocturne qui n'eût aucun succès. Akim Akimytch usa de

finesse à son égard et fit mine d'ignorer qu'il
fût l'auteur de l'attaque : on l'attribua à des
insurgés qui rôdaient dans la montagne. Au bout
d'un mois, il invita amicalement le prince à venir
lui faire visite. Celui-ci arriva à cheval sans se
douter de rien; Akim Akimytch rangea sa garni-
son en bataille et *découvrit devant les soldats la
félonie et la trahison de son visiteur; il lui repro-
cha sa conduite, lui prouva qu'incendier un fort
était un crime honteux, lui expliqua minutieu-
sement les devoirs d'un tributaire;* puis, en guise
de conclusion à cette harangue, il fit fusiller le
prince; il *informa aussitôt ses supérieurs de cette
exécution,* avec tous les détails nécessaires. On
instruisit le procès d'Akim Akimytch; il passa en
conseil de guerre et fut condamné à mort; on
commua sa peine; on l'envoya en Sibérie, comme
forçat de la deuxième catégorie, c'est-à-dire condamné à douze ans de forteresse. *Il reconnaissait
volontiers qu'il avait agi illégalement,* que le
prince devait être jugé *civilement,* et non par une
cour martiale. Néanmoins *il ne pouvait comprendre que son action fût un crime.*

« Il avait incendié mon fort, que devais-je
faire? l'en remercier? » répondait-il à toutes mes
objections.

« Akim Akimytch avait raison; il avait usé du
droit de guerre, en punissant une trahison par
la mort. L'exécution avait été méritée. Seulement
son ignorance lui avait fait croire qu'il était
autorisé à tenir conseil de guerre, juger et condamner régulièrement un brigand. Ce qu'il avait
fait illégalement, à cause de son peu d'intelligence, qui ne lui permettait pas de connaître les
bornes de son autorité, un conseil de guerre,
convoqué dans les formes légales, l'aurait fait
probablement de même; le petit prince tri-

butaire n'aurait pas échappé à la fusillade. »

Voilà, si je ne me trompe, les seuls trois exemples d'honnêtes et braves gens que Dostoiewsky ait rencontré dans ses longues années de réclusion, les seuls qui ne lui inspirèrent pas de dégoût, qui devinrent ses amis, qui n'avaient rien du cynisme et de la frappante immoralité des autres. Ils n'avaient pas les caractères des criminels, tout simplement parce qu'ils n'étaient pas des criminels, parce qu'ils n'avaient fait que désobéir à la loi, sans être coupables de ce qui, à notre point de vue, forme le vrai crime. On voit comment ces exceptions confirment la règle, et quel appui elles donnent à notre théorie du délit naturel et à celle du type criminel.

Les seuls trois exemples que Dostoiewsk y ait rencontrés dans ses longues années de réclusion, qui n'avaient rien du cynisme et de la frappante immoralité des autres, n'avaient pas les caractères physiques des criminels, et n'étaient que des criminels politiques ou n'avaient point commis de vrai crime, au sens que nous donnons à ce mot.

LA BÊTE HUMAINE ET L'ANTHROPOLOGIE CRIMINELLE. — Si je devais être le critique de M. Zola, je ne pourrais être qu'un juge très partial ; pour moi, les livres de M. Zola sont ; avec ceux de Dostoiewsky et de Tolstoï, les seuls qui nous donnent une gamme nouvelle dans la monotonie littéraire de cette dernière partie du siècle, où l'on dirait que le nivellement politique s'étend jusqu'à la république des lettres.

Et je suis un admirateur de M. Zola, car je trouve en lui un allié d'autant plus précieux que je ne l'ai pas recherché, et qu'il règne dans un empire bien différent du mien et bien plus étendu.

Aux charlatans scientifiques qui nient l'importance et la gravité de l'alcoolisme, ses liens avec le crime et la dégénération, l'*Assommoir* est, peut-être, la meilleure des réponses ; *Germinal* et la *Fortune des Rougons* nous donnent la démonstration de cette cruauté qui naît dans la foule, et à cause de la foule, et de l'influence des criminels et des fous dans les rébellions.

Les romans de M. Zola sont, en somme, des histoires modernes qui s'appuient sur des documents vivants, ainsi que les histoires en général sur des documents morts.

Il a aussi, bien souvent, la sobriété de l'historien, dédaignant les canevas compliqués si faciles à trouver, justement parce qu'ils sont faux et dont nous avaient imbus les autres romanciers. — Pour la *Bête Humaine* je devrais être encore plus partial, car, avec une générosité qui n'est pas très fréquente chez les écrivains, M. Zola a avoué avoir puisé souvent dans mon *Homme criminel* pour le canevas de son roman.

Et pourtant je dois être sévère pour cette œuvre, car, quoiqu'elle satisfasse pleinement ma vanité littéraire. elle ne satisfait pas, ce qui compte bien plus pour moi, l'amour de la vérité, ou du moins de ce qui me semble tel.

Et d'abord : c'est une étrange fatalité que le même couteau, donné comme marque d'amour conjugal, soit, tour à tour, l'instrument de tous les nombreux meurtres du roman, et que tous les assassinats, les déraillements et les suicides doivent toujours se passer à la Croix-de-Maupras, où ont eu lieu les premiers essais lubriques du président Grandmorin.

Qu'un grand nombre de criminels soient réunis dans le petit cercle d'une gare secondaire et de ses environs, c'est déjà un fait étrange ; mais il est encore plus étrange que tous ces crimes aient toujours lieu dans cet endroit maudit qui porte déjà un nom lugubre, prédestiné, comme on dit dans l'ancien argot romantique.

Voilà un fait qui répugne aux lois de la probabilité ; car nous savons, par la statistique, que le nombre des criminels, comme celui des crimes, est presque le même sur une certaine série d'hommes, de kilomètres carrés et d'années, et ne peut pas se concentrer sur un petit bout de terre, sur quelques individus, et en si peu de temps.

Il y a là un retour atavistique, pourrait-on dire, aux vieux trucs des romantiques, pour qui toujours les événements fatals devaient se succéder dans certains endroits fatals, au moyen d'hommes et d'armes prédestinés.

Dans *La Fortune des Rougons* il y a même une certaine carabine qui sert aux meurtres du grand-père, du neveu et des gendarmes, leurs ennemis, comme si la fatalité avait sa source non, dans l'instinct héréditaire, mais dans le froid instrument du meurtre.

La faute la plus grande de Zola, toutefois, n'est pas encore ici ; mais bien plus dans la peinture de ses personnages criminels.

Zola, qui a peint admirablement le peuple empoisonné par l'alcool, la petite bourgeoisie des villes et des campagnes, n'a pas, selon moi, étu-

dié d'après nature les criminels, et cela parce
que ceux-ci ne se trouvent pas si facilement et
ne se laissent pas étudier aisément, même dans
les prisons.

Ses criminels m'ont cet air indécis et faux de
certaines photographies prises d'après des portraits
et non d'après nature

C'est ainsi que moi, qui ai pourtant étudié des
milliers de criminels, je ne saurais pas classifier
son Roubaud, bon employé, bon mari qui, en
surprenant, par accident, le secret des amours
anciens, pas même complets de sa femme avec
Grandmorin, se jette sur elle et veut la tuer ;
change ensuite d'idée, et finit par se décider,
avec la complicité de sa femme, au meurtre du
pseudo-adultère.

Peut-on le classifier un criminel par passion ? Mais, alors, c'est elle qu'il aurait dû tuer ;
et après le meurtre de son rival, au moins aurait-
il dû se repentir.

Les criminels par passion sont, il est vrai, honnêtes comme Roubaud, mais ils tombent dans
les crimes, tête baissée, sans complices, sans
préméditation, et ils se répètent, ils avouent ; ce
sont même les seuls criminels qui éprouvent un
vrai remords.

Lui, il n'a pas de remords ; pendant quelque
temps il mène même une vie rangée, puis, tout
à coup, il s'adonne au vin, au jeu, oublie sa
femme et n'en est plus jaloux ; au contraire, il
assiste, indifférent, à ses infidélités trop réelles
cette fois.

Pourrait-on le dire un criminel-né, une *Bête ?*
Mais alors, comment a-t-il vécu si longtemps sans

débauches, sans crimes, et est-il un si bon employé? — Pourrait-il être un criminel d'occasion? Mais pour un homme exact, rangé, tranquille, comme doit être un bon employé des chemins de fer, la découverte des vieilles amours de sa femme pouvait-elle être une cause suffisante pour le faire tomber dans le meurtre prémédité, le plus grand des crimes?

Les criminels d'occasion, les « criminaloïdes », comme je les appelle, sont des demi-criminels, qui ont plusieurs des caractères des criminels-nés.

Or, les caractères physiques de Roubaud sont la barbe entière, les cheveux roux, les yeux vifs; il n'a de particulier que les sourcils réunis, le front bas et la tête plate, il n'a presque aucun des caractères des criminels, ni au physique ni au moral, ni même dans la généalogie.

Selon M. Henri Héricourt (*Revue Rose*), M. Zola s'est inspiré là d'un procès récent, celui du pharmacien Fenayrou qui aurait beaucoup de ressemblance avec Roubaud.

Le pharmacien Fenayrou était un homme de quarante et un ans, intelligent, mais peu rangé et débauché. Il avait épousé, douze ans auparavant la plus jeune des filles de son ancien patron auquel il avait succédé.

La femme, âgée de dix-huit ans au moment de son mariage, qui n'avait consenti à cette union qu'avec répugnance, ne devait pas tarder à le tromper avec un élève de sa pharmacie; et ce ménage à trois dura un temps que l'instruction n'a pas pu préciser, mais assez long toutefois pour que Gabrielle Fenayrou, fatiguée de son premier amant, ait eu l'occasion de le remplacer par plusieurs autres. Le mari qui, pendant ce temps, est devenu joueur et paresseux, est averti assez tard de l'inconduite de sa femme.

Sans trop y croire tout d'abord, il finit cependant, à la suite de querelles continuelles, par l'injurier, la frapper, la menacer de mort ; et enfin il obtient d'elle l'aveu de ses relations avec son ancien élève Aubert, devenu pharmacien.

D'après son récit, la femme n'aurait obtenu le pardon de son mari que sur la promesse qu'elle l'aiderait à se venger, et elle aurait consenti à tout sans protester ; la voici qui écrit alors plusieurs lettres à son ancien amant, renoue ses relations avec lui, et finalement, sous le prétexte d'une partie de campagne, l'attire dans un guet-apens où elle aide son mari à l'assommer à coups de marteau. Aubert, après le premier coup, se retourne, reconnaît son meurtrier et s'apprête à se défendre, mais sa maîtresse se jette sur lui, l'enlace, et le mari peut en toute sûreté achever son œuvre.

Après le crime, pas de remords de part ni d'autre. Bien au contraire, les époux criminels se livrent de nouveau à leurs distractions habituelles avec la plus parfaite tranquillité ; et l'opération paraît sans doute fort naturelle à Fenayrou, car, rencontrant un jour sa belle-mère, il l'aborde en lui disant : « Mère, eh ! bien, c'est fait ; j'ai tué Aubert. »

Or, tous ces incidents nous montrent combien ce malheureux, sur lequel Zola aurait modelé son Roubaud, loin d'être un criminel par passion, est bien plus que Roubaud un demi-criminel-né, un

« criminaloïde » entaché lui-même de l'hérédité morbide (il avait un frère idiot) et préméditant sa vengeance, attendant deux longs mois avant de la mettre à exécution ; s'entourant de toutes les précautions pour assurer l'impunité de son crime. Tel n'est certes pas l'homme honnête que la passion aveugle, et qui, pour un instant, voit rouge.

C'est bien plutôt le dégénéré chez qui la prédisposition a trouvé l'occasion de se révéler, de se développer.

On peut en dire autant d'Eyraud, de ce meurtrier célèbre dont on s'est peut-être trop occupé ; Eyraud est aussi pour moi un criminel d'occasion, ou pour mieux dire un criminaloïde ; s'il n'eût pas rencontré Gabrielle Bompard (et la rencontre a eu lieu bien tard dans sa vie), il n'aurait été qu'un demi-criminel, un courtier d'affaires véreuses, un escroc tout au plus ; et c'est d'un courtier grossier qu'il a la physionomie. Avant l'assassinat, il n'avait jamais commis de grands crimes, il n'avait pas (qu'on sache) de tares héréditaires ; mais, toutefois, il n'était point dépourvu de caractères criminels, tels que l'énorme envergure, les rides anomales, la brachicéphalie exagérée, l'asymétrie de la bosse frontale, l'activité génésique précoce et énorme, l'écriture spéciale des criminels, l'impulsivité violente qui l'entraînait, souvent sans motif sérieux, et l'insensibilité morale grâce à laquelle il a prémédité un meurtre si horrible et dont il parlait comme d'une affaire sans importance (1).

_____

(1) Voir l'Anthropologie criminelle et ses récents progrès. F. Alcan, 2e édit., 1891, p. 94 et suivantes.

La vraie *bête humaine*, Jacques Lantier, a bien quelques caractères anatomiques du criminel-né : les cheveux plantés drus, frisés, ainsi que les moustaches, si noires qu'elles augmentaient la pâleur de son teint, la mâchoire volumineuse ; et chez lui le penchant au crime est justifié par l'hérédité, par l'alcoolisme et par la maladie, d'où lui vient une excessive sensibilité alcoolique (*la moindre goutte d'alcool le rendait fou*) ainsi que ces accès de fièvre et de violente céphalée.

Et il est tout à fait vraisemblable que sa passion pour le meurtre des femmes jeunes remplace en lui la passion charnelle.

Mais, selon moi, l'auteur a fait fausse route, en lui concédant une vraie jouissance sexuelle, normale, pour quelque temps, avec Séverine, sans aucune arrière-pensée de meurtre, tandis que ces malheureux, au moins tous ceux que j'ai étudiés et soignés, n'éprouvent jamais d'intermittence dans leur maladie (1).

Les vrais criminels-nés épileptiques n'ont pas cette courtoisie de manières, cette pitié infinie pour leurs victimes que possède Jacques ; impassibles à la douleur eux-mêmes, analgésiques, ils ne comprennent jamais la douleur chez les autres.

Par contre, Zola a bien saisi, et selon mes plus récentes observations, cette sorte de vertige et d'amnésie épileptique qu'il fait subir deux ou trois fois à Jacques.

« Il avait fini par se trouver au bord de la Seine sans s'expliquer comment... Ce dont il gardait la sensation très nette, c'était d'avoir jeté du haut

_____
(1) Lombroso. *Delitti di libidine*, 2ᵉ édit., 1886.

de la berge le couteau resté dans sa manche à son poing..... Puis il *ne savait plus, hébété, absent de son être* où l'autre s'en était allé aussi avec le couteau !..... »

« ... Il était dans son étroite chambre de la rue Cardinet, tombé en travers de son lit, tout habillé. L'instinct l'avait ramené là, ainsi qu'un chien fourbu qui se traîne à sa niche. D'ailleurs il ne se souvenait ni d'avoir monté l'escalier, ni de s'être endormi. Il s'éveillait d'un sommeil de plomb, effaré de rentrer brusquement en possession de lui-même, comme après un *évanouissement* profond.

« Peut-être avait-il dormi trois heures, peut-être trois jours. »

Jamais je n'ai trouvé une description plus parfaite de la maladie que j'ai baptisée *vertige criminel* épileptoïde.

Mais, ici encore, une erreur de fait naît en lui d'une velléité mal satisfaite d'érudition qu'il est bien étrange de trouver dans un écrivain aussi peu académique que M. Zola.

C'est lorsque le romancier explique ces instincts sensuels, sanguinaires, par un atavisme de sa façon « pour le besoin de venger le mal *que « les femmes* avaient fait à sa race, pour la ran-« cune amassée de mâle en mâle depuis la pre-« mière tromperie au fond des cavernes ». Il y a ici une erreur de fait. Les femmes primitives n'ont jamais fait de tort aux hommes ; plus faibles qu'eux, elles ont toujours été leurs victimes. Et ces instincts sanguinaires sexuels s'expliquent par un bien autre atavisme qui remonte jusqu'aux animaux inférieurs, par les luttes entre les mâles pour la conquête de la femme qui restait au plus fort, et par les coups qu'on infligeait à la femme pour la réduire à l'esclavage conjugal, luttes dont les traces subsistent encore dans l'histoire romaine (rapt des Sabines) et dans les rites nuptiaux de presque tous les pays européens et des Néo-Zélandais où l'on voit l'époux assommer à demi sa femme avant de l'emmener dans le lit conjugal.

Je dois ajouter qu'un dégénéré épileptique, tel que Jacques, devait avoir un caractère très violent, une impulsivité sans cause, une profonde immoralité datant de la première enfance, tandis qu'au contraire, sauf dans les moments de férocité sexuelle, il paraît un parfait honnête homme ; il n'a jamais commis de crimes dans son enfance et au rebours des délinquants nés, il est toujours plein de remords pour chaque crime, même pour les crimes non exécutés, mais seulement projetés, comme lorsqu'il rêvait de tuer Flora et l'épouse inconnue ?

Pour ce qui est cependant de sa monomanie sexuelle sanguinaire, je trouve tout à fait juste cette aversion instinctive d'honnête homme qu'il ressent à la pensée de tuer quelqu'un qui ne soit pas une femme jeune et jolie, de tuer Roubaud son rival, malgré les circonstances favorables et les suggestions de Séverine. « *Tuer cet homme, mon Dieu, en aurait-il le droit ? Quand une mouche l'importunait, il la broyait d'une tape.* »

« Un jour qu'un chat s'était embarrassé dans ses jambes, il lui avait cassé les reins d'un coup de pied ; mais cet homme, son semblable !... Il dut reprendre son raisonnement pour se prouver son droit au meurtre, les droits des forts que gênent les faibles. Mais après, cela lui *paraissait monstrueux, inexécutable, impossible ;* en lui l'homme civilisé se révoltait, la force acquise de l'éducation, le lent et indestructible échafaudage des idées transmises à son cerveau affiné, meublé de scrupules, repoussait le meurtre avec terreur dès qu'il se mettait à le raisonner. Oui, tuer dans un emportement de l'instinct ; mais tuer en le voulant, par calcul, par intérêt, non jamais, jamais il ne pourrait. »

Il y a donc beaucoup d'artifice, mais il y a aussi beaucoup de vrai dans ce caractère, ce qui est le principal ; un aliéniste, toutefois, ne peut pas n'y pas voir des défauts, des lacunes en plus grand nombre que les traits de ce genre.

Au contraire où l'auteur a vu juste (et certainement il a copié d'après nature), c'est dans le personnage de Séverine. Celle-ci n'est pas une criminelle-née ; sexuelle, dépravée toute jeune, n'éprouvant l'amour que dans l'adultère, elle feint, et reste bonne épouse et bonne ménagère jusqu'au jour où l'occasion la jette dans le mal... Elle est liée à son mari et pour cela elle devient son complice dans le crime, sans horreur ; et puis, prise d'amour pour Jacques, elle éprouve du dégoût pour son mari et voudrait convertir son amant en meurtrier.

« C'était en elle un besoin grandissant d'avoir Jacques à elle, tout à elle, de vivre ensemble les jours et les nuits, sans jamais plus le quitter. »

Son horreur pour son mari s'aggravait ; la simple présence de cet homme la jetait dans une excitation maladive intolérable. Si docile, d'une complaisance de femme tendre, elle s'irritait dès qu'il s'agissait de lui, et s'emportait au moindre obstacle qu'il mettait à ses volontés.

« La tranquillité pesante où elle le voyait, le coup d'œil indifférent dont il accueillait ses colères, son dos rond, son ventre chargé, toute cette graisse morne qui ressemblait à du bonheur achevait de l'exaspérer. Oh ! s'en aller au loin !

« Un jour qu'il remonte, livide, lui dire qu'en passant devant une locomotive il avait senti le tampon lui effleurer le coude, elle songea que, s'il était mort, elle serait libre.

« Elle serait partie avec Jacques pour l'Amérique. Elle qui, autrefois, sortait si rarement, avait à cette heure la passion de voir les paquebots partir ; elle descendait sur la jetée, s'accoudait, suivait la fumée du navire. Et dans le moment décisif, elle se jette éperdument au cou de Jacques ; elle colle sa bouche ardente contre la sienne... Comme elle l'aimait !... et comme elle exécrait l'autre !

« Ah ! si elle avait osé... déjà vingt fois, elle-même aurait fait la besogne ; elle se sentait trop douce, il fallait le poing d'un homme.

« Et ce baiser qui ne finissait pas, c'était tout ce qu'elle pouvait lui souffler de son courage, la possession pleine qu'elle lui promettait, la communion de son corps. Lorsqu'elle ôta sa bouche enfin, elle n'avait plus rien à elle ; tout entière elle crut être passée en lui. » .

Eh bien ! elle est toujours comme cela la femme criminelle ; une criminaloïde (voy. le 2ᵉ vol. de *l'Homme Criminel*) qui, lorsqu'elle n'est pas pressée par les occasions (et ces occasions pour elle sont toujours dans l'amour) n'est capable d'aucun crime ; aussi quand elle en commet un, elle se sert du

bras d'un autre, qui est toujours son amant,
étant trop faible pour l'accomplir elle-même.

Les caractères anatomiques, ainsi que les physionomies, s'ils ne sont pas ceux du criminel-né,
ont pourtant quelques lignes qui les en rappro-
chent.

« Elle avait des cheveux très *noirs* et très
épais qui formaient comme un casque sur son
front ; le visage long, la bouche forte, les yeux
larges, bleu de pervenche. »

Justement, M. Héricourt trouve que bien des
lignes de cette femme se retrouvaient dans
Gabrielle Fenayrou, la complice de son mari, et
ajoutons dans Gabrielle Bompart.

Gabrielle Fenayrou est âgée de 30 ans, c'est une
grande brune au teint très mat ; ses cheveux sont
très noirs, l'ovale de sa figure est allongé, et ses
yeux ont une certaine dureté qu'accentuent des
pommettes saillantes et disgracieuses.

Gabrielle Fenayrou prétendit avoir été terro-
risée par les menaces que son mari avait proférées
contre elle, fanatisée d'autre part par l'amour
qu'elle ressentait pour lui, et elle aurait subi sa
volonté pour réparer sa faute. Dans l'appréciation de ce système de défense, l'acte d'accusation
fit remarquer l'énergie et le sang-froid apportés
par cette femme dans la perpétration de l'assassinat ; les facilités qu'elle avait eues, au cours de
la longue préméditation qui avait précédé le
meurtre, de prévenir Aubert sans danger pour
elle, donnaient à croire qu'elle avait obéi à un
sentiment de haine profonde contre son ancien
amant.

Mais cette interprétation semble, à Héricourt

même, d'une psychologie un peu épaisse ; il
n'est pas besoin de recourir à des mobiles restés
mystérieux, pour expliquer les actes absolument
étranges de certaines femmes. Peut-être que
Zola aurait complété son tableau s'il avait
connu Gabrielle Bompard qui allie et mêle à la
prostitution la passion du meurtre, lorsqu'elle
s'attache à un homme méchant, et se passionne
pour la vertu et dénonce elle-même son complice, lorsqu'elle devient la maîtresse d'un homme
vertueux. Ces femmes changent de personnalité en
changeant d'amant ; et puis elles tiennent surtout à
jouer un rôle dans le monde misérable où leurs
passions changeantes les abiment (1).

Zola a peut-être été moins heureux avec Flora ;
— blonde, forte, à la bouche épaisse, aux grands
yeux verdâtres, au front bas sous de lourds cheveux.

Selon le canevas du roman, celle-ci serait une
criminelle par passion ; honnête toute sa vie, elle
commet un premier et dernier crime par jalousie ;
mais le procédé du crime (faire dérailler un train
pour atteindre sa rivale et son amant) n'est pas
celui que choisissent les criminels par passion qui
ne peuvent pas méditer de loin leur crime, et
qui tuent en plein jour sans guet-apens ; il est
vrai toutefois qu'il est dans l'imagination des
femmes criminelles (Héricourt) de trouver des
coups indirects et très compliqués et sans proportion avec le but à atteindre ; mais tout cela
n'est que l'effet de leur faiblesse.

Mais dans une virago aussi forte que nous

(1) Voir *l'Anthropologie criminelle*, etc., id.

peinte cette Flora (vierge guerrière, aux bras solides et durs d'un garçon), cette raison manque complètement. Et lorsqu'elle médite son crime, poussée beaucoup moins par une pensée de vengeance que par un besoin de faire du mal pour se guérir du sien, elle est alors une criminelle-née, plutôt qu'une passionnelle ; et dans ce sens nous approuverions fort ce caractère qu'il donne à Flora : une force musculaire monstrueuse qu'on observe très fréquemment dans les criminelles-nées ; ainsi, la fille Bohours, portant toujours des vêtements masculins, avait une force musculaire remarquable ; son arme est un marteau et avec cette arme elle assomme nombre d'hommes.

J'ai connu à Turin une meurtrière, fille de joie, qui, modèle à Paris, a tué, par raison d'argent et par amour, un peintre dont elle portait le portrait tatoué sur le bras ; cette malheureuse a deux ou trois fois lutté avec cinq gardiens de la prison ; libérée, elle était le chef de tous les gredins de Turin, les défiant à la lutte ; un jour même je la trouvai vêtue d'une chemise rouge, brodée d'épaulettes militaires : « *C'est mon enseigne*, me disait-elle, car je suis capitaine des gredins. »

Toutefois ces femmes sont bien différentes de Flora ; certes il s'en faut que leur amour soit unique.

De même, on pourrait croire copié d'après nature ce penchant qui jette les deux femmes criminaloïdes dans les bras de la Bête humaine. Il y a, en effet, une vraie affinité élective qui enlace ces malheureux criminels des deux sexes.

Toutefois, la démonstration n'en est pas trop

évidente, car dans l'espace borné où sont accumulés tant de criminels, il n'y a pas trop de liberté dans le choix.

Mais à propos des romans qu'inspirent les découvertes de l'anthropologie criminelle, on ne peut oublier le *Disciple* de Paul Bourget.

C'est l'histoire d'un jeune coquin nommé Greslou, qui, après avoir fait de sérieuses études philosophiques, s'éprend d'un enthousiasme fou pour les idées d'un certain célèbre philosophe, grand savant et parfait honnête homme. Le jeune Greslou, entré comme précepteur dans la famille de Jussat, veut faire de la psychologie expérimentale — Pangloss disait : physique expérimentale — et il séduit Charlotte de Jussat. Puis, quand la séduction a été complète, au lieu de se tuer, comme il l'avait promis, il a peur de la mort et il s'enfuit. Charlotte se tue, et on attribue son suicide à un empoisonnement. Finalement Greslou est acquitté ; mais le frère de Charlotte, qui connaît son crime, le tue comme un chien. On nous excusera de raconter d'une manière aussi imparfaite ce beau drame psychologique. Nous n'avons pas à étudier ici le côté littéraire et le côté romanesque du *Disciple*.

Ce qui nous intéresse, c'est de démêler, si possible, le rôle que le savant philosophe Adrien Sixte, le maître intellectuel de Greslou, a joué dans le crime commis par son disciple. A quel point le vieux et honnête savant, qui jadis, dans son austère réduit, composa un livre sur l'*Anatomie de la volonté* et un autre sur la *Psychologie de Dieu*, peut-il être rendu responsable de toutes les

infamies que va commettre Greslou ? Suffit-il que
Greslou s'appuie sur les ouvrages du maître pour
que le maître soit incriminé ? Bourget n'a pas
osé trop insister sur ce point délicat, et même il
semble qu'il n'ait pas d'opinion bien nette à ce
sujet, puisqu'il insiste sur le côté maladif, mobile, maniaque, presque vicieux dès l'enfance, qui
caractérise le triste héros de ce drame. Assurément Adrien Sixte n'est pas la cause de ces instincts de mensonge, de sensualité et d'hypocrisie :
dès le début, Pierre Greslou fut un être mal
équilibré, pervers, un de ces *criminels-nés* dont
les savants psychologues italiens sont en voie de
nous faire l'histoire naturelle détaillée.

Mais Greslou, au moment de l'adolescence,
alors que l'intelligence s'ouvre à toutes les idées
qu'on lui soumet, a lu les livres d'Adrien Sixte ;
il les a dévorés, il s'en est imprégné. Aussi, à
peine est-il sorti de l'école et entré dans le monde,
c'est-à-dire dans le château de Jussat, qu'il veut
mettre à l'épreuve les théories de Sixte et séduire
Mlle de Jussat. Qu'est-ce qui a pu lui inspirer
cette idée saugrenue ? Serait-ce par hasard le livre
de Sixte sur l'anatomie de la volonté ? Ici, nous
devons l'avouer, le rapport entre le maître et l'é-
lève ne se voit pas bien, car, enfin, dans quelle
partie de ses œuvres Adrien Sixte recommande-
t-il de séduire une jeune fille ? Est-ce que cela
fait partie de la psychologie générale ? Bizarre
entreprise, digne d'un pion, non d'un savant, que
d'aller étudier l'amour en menant à mal, à force
d'hypocrisies et de mensonges, cette noble et
généreuse Charlotte de Jussat. Sixte ne se souciait
guère de l'amour, étant plongé dans une de ces

profondes psychologies où l'amour ne joue qu'un rôle bien médiocre. Sixte n'a jamais recommandé l'amour, coupable ou non. Sans avoir lu son livre, nous pouvons être assurés qu'on n'y trouvera pas un seul passage où Greslou puisse trouver un point d'appui pour s'excuser.

Ici nous n'avons qu'à copier une des plus belles pages de M. Ch. Richet, ce physiologiste et psychologue puissant, qui est une des plus belles gloires de la France contemporaine, car il nous rappelle ces génies à nombreuses faces, tels que Diderot, Voltaire, Léonard de Vinci, qui ne se retrouvent que dans les races latines.

Greslou (1) a — cela n'est pas douteux — trouvé en lui-même et non dans le livre de Sixte tous les éléments de son forfait. Ce déséquilibré, ce raté, n'a pas eu besoin d'un maître pour être un malfaiteur. Il était tout prêt à l'être, et le livre de Sixte ne fut que l'occasion de son crime. Il aurait lu Balzac ou Stendhal, ç'aurait été la même chose. S'il n'avait eu sous la main que Tacite ou Suétone, il aurait pris Tacite ou Suétone pour ses inspirateurs. Alors pourquoi accuser de son crime l'innocent Adrien Sixte ?

« Même à supposer qu'il y ait dans le livre de Sixte des négations de toute morale, de la morale sociale, comme de la morale individuelle, cela n'impliquerait aucunement l'innocence de Greslou. Quand un cheval fait un écart, on le corrige, par la cravache ou l'éperon, pour lui apprendre à ne pas recommencer. Pourquoi n'en serait-il pas de même pour les hommes ? Est-ce que le fait d'être mené par ses passions implique qu'on

(1) Voir *Revue scientifique*, 19 août 1889.

ne doit pas être châtié si ces passions sont mauvaises ? Une bête venimeuse est absolument innocente au point de vue de la morale ; elle suit son instinct de destruction. Devons-nous, à cause de son innocence morale, la respecter davantage ? Non, certes ; eh bien, les êtres malfaisants, les menteurs, les hypocrites, les lâches pareils à Greslou méritent le même sort. On peut bien, pour l'amour de l'art, discuter la question de savoir s'il sont ou non responsables et s'ils doivent être punis. Mais c'est une question subsidiaire, qui ne doit venir que plus tard. Ils sont malfaisants et criminels, cela suffit ; ils méritent punition et mépris. Punition, comme la vipère qui est blottie dans l'herbe ; mépris, comme le chien qui ne sait pas chasser ou qui fuit quand il sent l'odeur du loup, comme dans l'arène le taureau qui ne sait pas affronter l'épée de l'*Espada*.

« Il y a quelques mois, on parlait beaucoup d'un petit gredin nommé Chambige, qui a inspiré certainement M. Bourget. Chambige est une autre sorte de maniaque ; c'est un fou dans le genre de Greslou, et, s'il est possible, un plus lâche coquin encore, puisqu'il a eu cette peur de la mort qui est un des derniers degrés de la lâcheté. Mais, malgré les connaissances littéraires de Chambige, jamais on n'a songé à prendre au sérieux les phrases prétentieuses de ce polisson et à faire retomber son crime sur les romanciers ou les philosophes qu'il disait avoir étudiés. C'était un criminel, un peu moins excusable peut-être que le charretier ivre qui enfonce un couteau dans le ventre de son camarade d'ivresse. Il n'y a pas de philosophie là dedans. Responsables ou non, l'un et l'autre, le charretier et Chambige, doivent être sévèrement punis, et l'on a trouvé, non sans

raison, que la justice avait été bien clémente pour
l'assassin de Sidi-Mabrouk.

« Mais revenons à Pierre Greslou. Il semblerait,
d'après l'auteur, que les théories de M. Sixte ont
déterminé ses actes. Cela me paraît très hypothétique. Est-ce que jamais une théorie abstraite
a pu conduire à un mouvement de la passion ?
Depuis quand une idée religieuse empêcha-t-elle
un acte coupable d'être exécuté ? L'ivrogne a
beau savoir que l'alcool est funeste, quand il se
trouve en présence d'une bouteille de vin, il ne
pourra s'empêcher de la boire ? Le joueur sait
parfaitement bien que le jeu flétrit et pervertit
tout : va-t-il alors cesser de jouer ? Les hommes
sont menés par des passions, non par des idées
abstraites. C'est même un phénomène bien surprenant, assez peu honorable pour notre pauvre
raison humaine, que de voir l'impuissance presque absolue des idées à passer dans le domaine
des réalités. Parce qu'un raisonnement a ébranlé
notre raison, cela ne change pas notre conduite.
On peut dire que nous faisons tous, les uns et les
autres, deux parts de notre vie : l'une de théorie,
l'autre de fait, qui n'est pas touchée par la théorie.
Nous nageons dans une contradiction perpétuelle
qui serait grotesque si elle n'était générale et
sans exception. Le chrétien convaincu devrait
sauter de joie en apprenant la mort de son enfant,
emporté dans un monde meilleur, devenu un
ange du ciel, au lieu d'une misérable créature
exposée au péché. Tout catholique bien convaincu,
au lieu de s'occuper des basses agitations de
cette terre, devrait se vêtir de bure et aller au
loin pour évangéliser les nations ; tuer, afin de
leur éviter la damnation éternelle, les petits Chi-
nois ou les petits nègres qu'il rencontre, s'il n'a
le loisir de les convertir à sa foi. Le matérialiste

devrait se repaître des plus grossières jouissances, sans se préoccuper de justice, de charité, de gloire, soucieux seulement de s'éviter à lui-même la misère et la maladie. En un mot, de n'importe quel côté que nous nous tournions, nous sommes pétris de contradictions : entre nos idées et nos actes, il existe un désaccord perpétuel : ce qui nous guide, c'est bien moins notre raisonnement que nos instincts, nos passions, notre caractère.

« D'ailleurs, depuis qu'il y a des hommes et des écrivains, tout a été dit, tout a été osé. On n'a reculé devant aucune affirmation, quelque téméraire qu'elle ait pu paraître. Alors ceux qui veulent commettre une mauvaise action peuvent invoquer, pour s'excuser, le texte qui leur plaira. Ils ne seront pas embarrassés de trouver ce texte dans le colossal recueil des littérateurs de tout pays et de tout temps. Mais prétendre que Sixte est la cause du crime de Greslou, et faire remonter la responsabilité du forfait de Greslou au philosophe qui a émis sur la morale et la métaphysique certaines idées plus ou moins subversives et contraires à l'opinion vulgaire , c'est comme si l'on allait rendre les chimistes responsables des crimes commis avec la dynamite. Je choisis cet argument, parce que Sixte le donne lui-même quelque part, et qu'il n'est ni réfuté ni réfutable.

« Donc, en dépit de M. Brunetière, nous dirons aux savants, philosophes ou physiciens, médecins ou chimistes, astronomes ou géologues : Allez de l'avant, hardiment, sans regarder derrière vous, sans vous occuper des conséquences, logiques ou absurdes, qu'on pourra déduire de vos travaux. Cherchez la vérité, sans avoir le souci des applications qu'elle comporte ; soyez sûrs qu'une vérité est toujours bonne à dire, et que ni la morale, ni la société, ni l'humanité ne peuvent avoir pour bases l'erreur et la routine. »

Ajoutons de notre part que si la littérature puise à une source tout à fait nouvelle et féconde, dans ces études-là, notre science nouvelle trouve un aide puissant dans les documents accumulés dans leurs chefs-d'œuvre par ces maîtres en observation humaine, qui peuvent compter autant et plus que les plus érudits anthropologistes et qui, en attendant, nous frayent des voies de communication incomparables avec le public. C'est dans les romans de Sacher-Masoch, et de Zola (*Nana* et *Vénus Im-Pelz* par exemple) que les aliénistes ont dû puiser pour avoir le type complet d'une psychopathie sexuelle dans laquelle les hommes se font les esclaves de la femme, en se réjouissant d'en être avilis, écrasés, comme des bêtes de somme ; on a appelé même cette forme de maladie *Masochisme* (voir la belle *Psychopatie sexualis* de Kraft-Ebbing) ; de même qu'on a appelé Sadisme après les romans de de Sade, le tic morbide de jouir de la femme en la torturant, Kleist dans le *Penthelex*, Sylvestre dans *Brunhilde*, etc., en ont fait inversement une application à la femme qui se plaît à mordre et à blesser l'homme.

Mais, si tout cela est vrai dans la psychiatrie, cela n'est pas du moins toujours acceptable dans l'art ; nul doute que les exagérations du vrai ne sont pas utiles à la littérature ; car nous sommes les premiers à le dire, le vrai n'est pas toujours beau ; il y a de belles femmes fardées et méchantes, et des anges de bonté qui sont laids.

Pour comprendre cette contradiction sans s'éloigner de la nature, rappelons que l'œil ne voit pas les images des choses comme elles sont, comme des photographies, mais qu'il fait un vrai choix parmi les images successives; qu'il voit, en somme ce qu'il veut voir.

Bertillon écrit très bien dans sa *Photographie judiciaire* :

« On est maintenant unanime à reconnaître l'erreur de certains peintres qui, pour serrer la nature de plus près, ont osé transporter, sans choix dans leurs combinaisons picturales, les combinaisons extraordinaires de mouvement révélées par la photographie instantanée. Nous avons beau être prévenus et même intimement convaincus que les poses excentriques que l'on nous met sous les yeux sont calquées sur la nature même, notre intellect dérouté n'arrive pas, malgré tous ses efforts, à y retrouver l'allure qui, jusqu'à ces jours, caractérisait purement le cheval à nos yeux. L'image soumise à notre examen nous impressionne d'autant moins au point de vue esthétique, qu'elle nous intéressera davantage sous le rapport savant. »

CHAPITRE VII

LE TYPE CRIMINEL DANS L'ART

Ce que nous avons dit pour la littérature s'applique encore mieux aux beaux-arts (peinture, statuaire).

M. le Dr Edouard Lefort dans une très belle monographie le *Type criminel d'après les savants et les artistes* (Lyon, Stork, 1892), vient de démontrer que, dans tous les chefs-d'œuvre artistiques, et particulièrement dans ceux de la peinture, le type criminel, tel que le constata scientifiquement la nouvelle école, a été complètement saisi par les grands maîtres, même des siècles les plus arriérés.

Ainsi dans le *Massacre des Innocents* de Giotto, un des soldats exécuteurs a le crâne étroit, les lèvres épaisses, et le prognathisme du maxillaire.

Dans le *Martyre* de Fra Angelico da Fiesole un des bourreaux a un énorme développement des zygômes et des mâchoires.

Plusieurs damnés dans le *Jugement dernier* de Michel-Ange ont le type mongol ou nègre et l'oreille pointue et en cornet; dans cette fresque nous trouvons aussi une tête de démon au front fuyant, au nez pointu, aux grandes oreilles en cornet.

Quelques figures de damnés ont tout à fait l'air hébété, idiot.

Dans une des toiles d'Andrea Montagna, représentant un martyr, le bourreau, prêt à frapper, a une tête hideuse : front fuyant, crâne chauve, nez épaté, lèvres épaisses dont l'inférieure s'avance sur un menton carré.

Le Titien, dans son *Martyre de Saint-Laurent* et dans son *Christ couronné d'épines*, nous montre les exécuteurs avec tête massive, front bas, extraordinaire développement transversal de la face, cheveux implantés bas, abondants; barbe mal plantée.

Raphaël a, dans la *Cène*, donné à Judas une tête large, des sourcils contractés, une lèvre supérieure saillante.

Dans la *Montée du calvaire* et dans le *Massacre des Innocents*, il donne également aux exécuteurs des lèvres épaisses, des sourcils fortement ramenés sur les yeux, et le prognathisme du maxillaire, avec prédominance du diamètre transverse de la face et épaisseur des mâchoires.

Paul Caliari, dit le Véronèse, dans le *Crucifiement* et dans son *Jésus traînant sa croix*, nous montre des bourreaux avec figures d'idiots, dysimétrie verticale, cheveux touffus, barbe rare, partie supérieure du visage trop forte pour l'inférieure, bouche tirée en arrière, aux lèvres pincées, apophyses zygomatiques énormes.

Les soldats et les bourreaux du Carrache (Louis) dans son *Couronnement d'épines* et dans *la Flagellation* ont le regard méchant, la tête carrée, les sourcils très arqués, le nez épais, la bouche large aux lèvres contractées.

Chez les maîtres des écoles, flamande, espagnole, française, nous trouvons répétés les mêmes caractères.

Rubens prête à Judith coupant la tête d'Holopherne une mâchoire énorme et des lèvres lippues et saillantes.

Ribera dit l'Espagnolet, dans le *Martyre de Saint-Bartholomé*, et dans le *Supplice de Saint-Laurent*, nous montre le bourreau et des meurtriers avec l'œil fixe et méchant, le nez long et fort, la face trop considérable pour 'e volume du crâne, les bosses frontales saillan't`s, le front fuyant, l'oreille grande, mal ourlée, pointue; le crâne fortement aplati dans la région pariéto-frontale et, au contraire exubérant dans sa partie cérébelleuse.

Enfin, Cousin dans le *Jugement dernier*, Le Poussin, dans son *Martyr de Saint-Bartholomé* et de nos jours Horace Vernet dans les *Brigands*, Géricault dans la *Tête d'un supplicié*, Fourau dans la *Tête de Fieschi* et Ary Scheffer dans le *Baiser de Judas* ont des bourreaux, des brigands, des démons aux traits physionomiques rappelant avec la plus grande exactitude ceux du criminel-né, *le type criminel* conforme à celui de la nouvelle école anthropologique.

Toutes ces affirmations sont contrôlées par la reproduction graphique (108 gravures) ce qui en redouble l'importance ; et il est bon de signaler que cette précieuse monographie sort d'une école (celle de Lyon) où l'on est très mal accueilli lorsqu'on parle du *type*.

CHAPITRE VIII

INSTRUMENTS ET MÉTHODES ANTHROPOMÉTRIQUES

I. Bertillon. — Alphonse Bertillon est toujours le grand maître de l'anthropométrie criminelle. Chaque année il y apporte un nouveau perfectionnement qui est à juste titre l'orgueil de la France judiciaire. Jamais on n'a vu un bureaucrate viser aussi haut et y réussir aussi bien ; mais dans ce bureaucrate il y a un génie, cas tout à fait exceptionnel. Dans son nouvel ouvrage *La photographie judiciaire*, etc., Paris, 1890, il nous donne des conseils très pratiques et très curieux sur les applications de la photographie à l'étude du criminel.

Nous résumerons ici quelques-unes de ses instructions les plus importantes.

1. — Chaque sujet doit être photographié de face et de profil dans les conditions suivantes d'*éclairage*, de *réduction*, de *pose*, de *tenue* et de *format*.

ÉCLAIRAGE

2. — La pose de face est éclairée par un jour venant de gauche, par rapport au sujet, la moitié droite restant dans une ombre relative.

3. — La pose de profil est éclairée par un jour tombant perpendiculairement à la figure du sujet.

RÉDUCTION

4. — Le numéro de l'objectif doit être choisi de telle sorte, et la distance qui sépare l'objectif de la chaise de pose ménagée de telle façon, qu'une longueur de $0^m,28$ sur la figure du sujet à photographier donne sur le cliché une image réduite à $0^m,04$, à un millimètre près en plus ou en moins.

5. — Pour déterminer rapidement la position respective de la chaise et de l'appareil, faire asseoir un sujet de bonne volonté sur la chaise de pose, en lui faisant maintenir verticalement dans le plan de sa face contre l'angle externe de l'œil gauche une réglette de bois mince sur laquelle on aura eu soin de coller au préalable une bande de papier blanc de $0^m,28$. Le photographe, d'autre part, tenant à la main une carte de bristol de $0^m,04$ de largeur, éloignera ou rapprochera son appareil jusqu'à ce que les $0^m,28$ de la réglette donnent sur la glace dépolie de la chambre noire une image réduite à $0^m,04$, comme il pourra s'en assurer facilement en y superposant sa carte étalon.

6. — Il suffira, pour éviter les tâtonnements dans les séances ultérieures, de fixer une fois pour toutes sur le plancher de l'atelier deux petits tasseaux qui permettront de replacer immédiatement la chaise et l'appareil dans leurs positions respectives.

POSE

7. — Chaque sujet doit être pris : 1° *de face*, 2° *de profil* (côté droit), le regard horizontal et dirigé droit devant soi.

8. — Pour la pose de face, mettre au point sur

l'angle externe de l'œil gauche ; pour celle de profil, sur l'angle externe de l'œil droit.

Veiller pour l'une et l'autre pose, à ce que le sujet soit assis bien carrément, les épaules autant que possible à la même hauteur, la tête reposant contre l'appui-tête.

9. — Pour la pose de profil, placer le sujet *complètement de profil*, de façon que, vus de l'appareil, la tête comme le corps et la chaise apparaissent en entier de côté, mais en ayant soin de ne pas changer le chiffre de la réduction qui, comme la mise au point, doit être réglé sur le plan vertical passant, pour cette pose, par l'angle externe de l'œil droit.

TENUE DU SUJET

10. — La pose de face doit être prise, autant que possible, sans faire subir de modifications à la tenue de l'individu, à l'exception du cou qui doit être débarrassé des cache-nez, cravates volumineuses, etc., qui le cachent en hiver.

11. — L'intérêt du profil résidant en partie dans l'indication de l'inclinaison du front, on devra veiller à ce que le détenu relève les mèches de cheveux qui lui voileraient le front.

12. — Pour obtenir ce résultat sur certaines chevelures incultes et rétives, il sera quelquefois nécessaire d'assujettir les cheveux, soit avec une ficelle, soit avec un élastique (pour la pose de profil seulement).

13. — Les oreilles devront toujours être dégagées de la chevelure, pour le profil comme pour la face.

14. — Les photographies de profil où le contour de l'oreille n'apparaîtrait pas en entier, devront être rejetées et refaites.

FORMAT ET COLLAGE DES ÉPREUVES

15. — Les épreuves doivent être coupées à 0^m,01 au-dessus des cheveux et collées sur une fiche de bristol, le profil à gauche et la face à droite. On laissera au buste toute la hauteur que comportera le cliché, et l'on ne rognera rien sur la largeur des épaules des photographies de face.

16. — En se servant d'un multiplicateur approprié, les deux poses peuvent être groupées sur le même cliché 9 × 13, obtenu en coupant un cliché 13 × 18 en deux. Sur les 0^m,13 de base, en consacrer 0^m,07 à la face, et 0^m,06 au profil.

20. — Les clichés ne devront être l'objet d'aucune espèce de retouche, à l'exception des trous ou piqûres dans la gélatine.

PORTRAITS EN PIED

21. — Les photographies en pied, qui sont d'un très petit secours pour les enquêtes judiciaires, ne doivent être faites que sur la demande expresse de l'instruction.

22. — Pour ce genre de portrait, le photographe s'appliquera avant tout à ne gêner en rien la pose naturelle de l'individu. Il placera à côté de son sujet quelques accessoires appropriés à sa condition sociale et servant à donner par comparaison une idée de sa taille, comme, par exemple, un bureau, une chaise, une table de café, etc.

23. — La réduction à observer sera de $\frac{1}{5}$ pour le format 9 × 13, ou de $\frac{1}{4}$ pour les cas très rares où l'on aurait recours au format album.

C'est surtout dans ces cas que la photographie en pied amène quelquefois des reconnaissances, là où le buste a échoué. Elle a l'avantage de donner une notion plus précise de la position sociale de l'individu.

Ainsi, dernièrement, une voleuse de grand air fut amenée au Dépôt. Ce qui distinguait cette femme, ce n'était pas sa figure, c'était son costume. Elle volait des bijoux chez les orfèvres.

Qu'ont remarqué surtout ses victimes ? Son costume, son chapeau, sa mantille, etc.

Mais il faudrait citer tout son livre. Ainsi un de ses conseils est qu'il faut parler avec le sujet de choses plaisantes pour dérider sa figure. Il signale aussi qu'il y a des photographies d'un même sujet qui varient énormément parce que celui-ci, voulait dissimuler son identité; il ricanait lorsqu'on le photographiait pour la deuxième fois, mais la photographie de profil ne variait pas.

Les photographies de face sont mieux reconnues par le public.

Lorsque les dissemblances physionomiques entre deux photographies sont accrues par des changements de coupe de barbe et de cheveux, on se trouvera quelquefois bien de couvrir l'emplacement du système pileux de chaque image au moyen d'un masque de papier découpé de façon à ne laisser voir que les parties semblables.

Lorsqu'il y a dissemblance entre deux photographies, il faut examiner le cliché; un accident de cliché imite souvent le nœvus pigmentaire. La comparaison de la face et du profil sera une dernière garantie.

Lorsqu'on attribue l'absence d'un signe à la trop grande opacité des noirs d'un cliché, il pourra être utile de faire tirer une double épreuve du même cliché; une très légère avec une exposition très courte, où les blancs du cliché à peine traversés apparaîtront avec tous leurs détails; l'autre très poussée où les mêmes blancs apparaîtront sur l'épreuve en une masse noire uniforme, mais où en revanche les noirs partiellement décalqués laisseront apercevoir la cicatrice révélatrice.

Certaines nuances de cheveux roux ou blond ardent changent souvent complètement le caractère d'une figure en photographie; car on sait qu'elles y sont rendues par des tons se rapprochant plus ou moins du brun, tandis que notre œil se les représenterait plus volontiers au moyen de tons clairs.

Souvent ce sont les individualités les plus caractéristiques quand on les voit en personne, qui sont les plus banales en photographie. Ceci tient à ce qu'en pratique, la reconnaissance se fait par l'allure, le jeu de la physionomie, la gesticulation autant que par la forme.

II. ANFOSSO. — Nous avons déjà mentionné l'anthropomètre d'Anfosso. Nous le représentons à vide (fig. 2) et en action (fig. 3).

Les mensurations fournies par l'appareil sont les suivantes :

1° Taille jusqu'au sommet de la tête;

2° Diamètre maximum (occipito-frontal) de la tête ;

3° Diamètre transversal de la tête;

4° Distance du plan horizontal de la ligne du dos du nez au bragma;

6° Angle frontal;

7° Longueur du nez;

8° Hauteur de l'épaule ;
9° Grande envergure ;
10° Longueur du médius droit de la main ;
11° Longueur extérieure du pied ;
12° Longueur inférieure du pied.

L'anthropomètre consiste dans une tige sur laquelle glisse un montant horizontal, qui, au moyen d'un ressort à pression, peut s'arrêter à toute hauteur. Le long de cette colonne court un appareil métallique que nous appellerons craniomètre. Le long des deux bras du montant courent deux appareils qui servent à mesurer simultanément la grande envergure et la longueur des doigts.

Sur le plancher qui soutient la tige, moyennant deux branches glissantes, on mesure la longueur des pieds.

Le fonctionnaire chargé des mensurations fait monter le détenu sur le plancher de l'anthropomètre, en s'assurant que les talons touchent la colonne et que les pieds, par leur partie intérieure, touchent le milieu de l'appareil. Ensuite, il fait appuyer son corps le long de la colonne verticale, en faisant tenir la tête dans la position militaire d'*attention* avec la nuque au contact de la colonne ; ensuite il abaisse le craniomètre jusqu'à toucher le sommet de la tête.

A ce moment il s'assure que la ligne du milieu du front est en correspondance avec la branche qui donne les mensurations du diamètre maximum, et ensuite il fait glisser cette branche le long du montant jusqu'à la rencontre du front. Après avoir lu à ce point l'indication, il pousse

la branche de mensuration jusqu'à ce qu'elle
se trouve étendue le long du front, en lisant sur

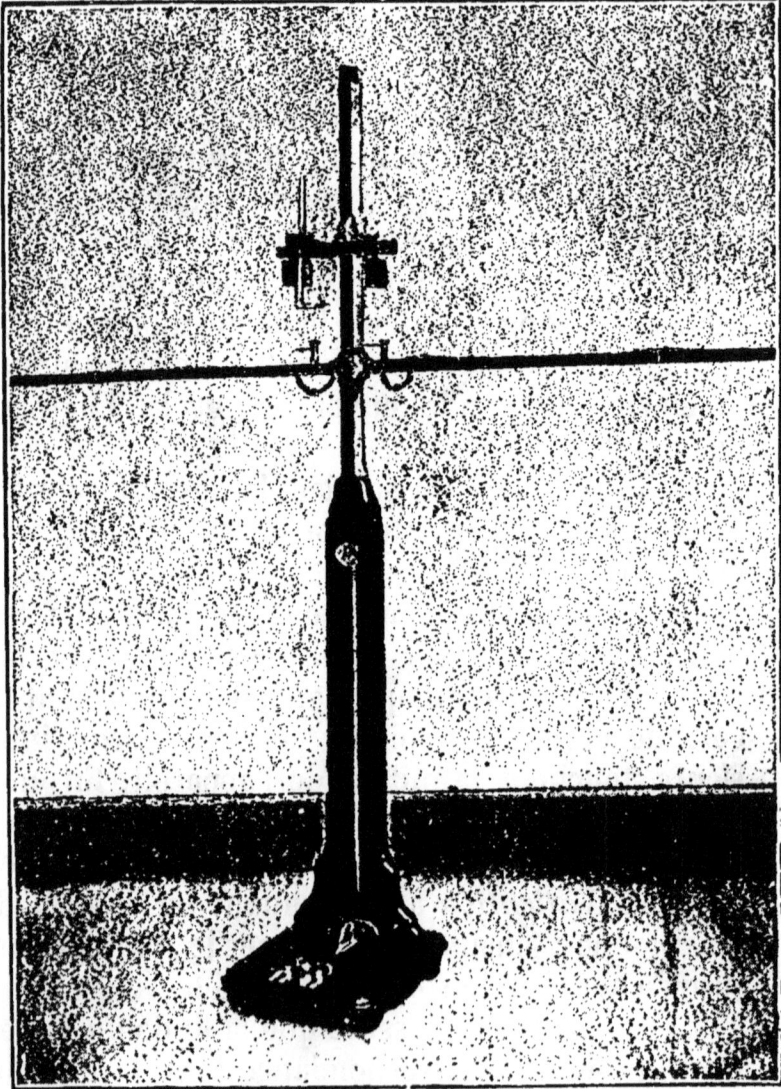

Fig. 2. — Anthropomètre Anfosso.

l'arc gradué les chiffres de l'arc frontal.

On fait ensuite glisser la branche avec le pla-

teau jusqu'à ce que celui-ci ait rejoint la base
de la ligne du dos du nez; quand le plateau est

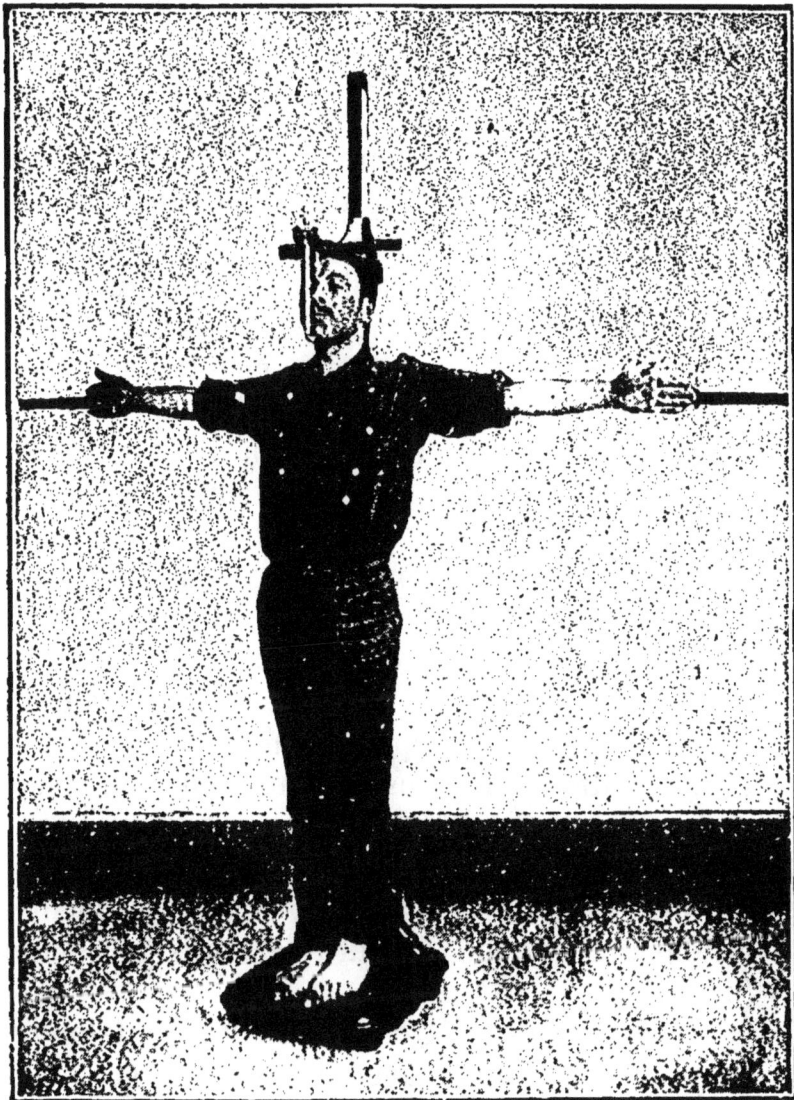

Fig. 3. — Anthropomètre Anfosso en action.

arrivé au point indiqué, on voit si le nez s'y appuie
dans toute sa longueur; dans le cas contraire,

le nez est fuyant ; selon ensuite que le nez arrive au 1er, au 2e ou au 3e degré tracé sur le plateau, le nez est *bref, moyen* ou *long*. On lit sur cette branche le numéro indiquant la hauteur du plan horizontal qui passe par la ligne du dos du nez, et dans la branche supérieure le numéro indiquant la distance du plan vertical qui passe également par la ligne susdite ; successivement on fait glisser les deux plateaux qui se trouvent des deux côtés de la tête on lit sur la graduation transversale les deux demi-diamètres et, ensuite, faisant la somme, on a le diamètre transversal.

On obtient la mesure des épaules en faisant descendre le montant horizontal jusqu'à la rencontre des épaules ; si elles sont d'égale hauteur, on les mesure ensemble, et si leur hauteur n'est pas égale, on commence par la plus haute. La lecture de cette hauteur comme celle de la taille se fait à la partie postérieure de l'anthropomètre. Après la mesure des épaules, on fait placer les bras du détenu le long des branches horizontales et l'on introduit l'appareil qui doit mesurer les doigts entre le médius et l'annulaire de chaque main jusqu'à ce qu'il arrive en contact avec la base des doigts, tandis qu'on a soin que l'appareil qui mesure les bras arrive au contact du médius, et ensuite on fait étendre les bras au détenu (fig. 3).

Enfin, après s'être assuré que le talon est toujours en contact avec la colonne et que le pied est dans la position normale, le fonctionnaire lit la mensuration externe de la longueur du pied, et introduisant l'appareil spécial entre le pouce et le 2e doigt, et sur l'index le plus

proche de la colonne il a la longueur externe
du pied (fig. 3).

Cet instrument est très commode et très exact
pour les mensurations rapides de la taille, de la
grande envergure, des pieds et des mains, mais
très peu pour celle de la tête.

III. SERGI. — M. Sergi, le célèbre psychologue
et anthropologiste de Rome qui vient de fonder le
premier laboratoire de psychophysique en Italie,

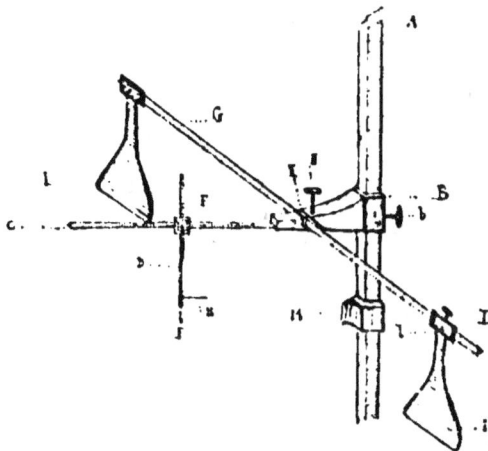

Fig. 4. — Nouvel anthropomètre, par le professeur G. Sergi.

A, toise anthropométrique de 3 mètres. — B, glissière qui se prolonge en
C, et qu'on peut fixer avec la vis b. La prolongation en C est graduée et
porte à angle droit une autre petite toise D, qui glisse sur C, et qu'on peut
baisser et élever par la glissière commune F — D, porte un appendice E,
qu'on peut baisser en E'. — G, est un compas qui glisse dans la fente N par
la vis H, et porte deux plaques I I' triangulaires, la première, I, fixe; la
seconde I' glissant sur le compas et qui porte une aiguille pour indice.

a perfectionné cet instrument et lui a donné
l'exactitude scientifique ; la figure que nous donnons (fig. 4) et son explication suffisent pour en
donner une idée exacte.

La glissière B avec ses appendices se porte sur
la tête de la personne qu'on mesure.

Le compas glissant transversalement prend la largeur maxima de la tête, par C et D; on a la longueur maxima en touchant avec E la glabelle frontale, et en appuyant l'occiput sur M qui glisse sur la toise anthropométrique à volonté.

Avec C et D on peut avoir des projections différentes. En quatre ou cinq minutes on a ainsi les chiffres de la taille, les diamètres de longueur et de largeur et deux projections — des dents à l'occiput et du nez à l'occiput.

IV. CLINOMÈTRE CRANIEN. — Un nouvel instrument pour les mesures goniométriques craniocéphaliques vient d'être inventé par M. Gaudenzi.

Selon les indications de la figure (fig. 5), il se compose essentiellement d'un compas, dont on tient biséqué l'angle d'ouverture par une petite verge rectiligne AA′ mobile à son extrémité postérieure sur une autre verge rectiligne BB′ à direction transversale, avec laquelle elle vient ainsi déterminer des angles mesurables à l'aide d'un demi-cercle gradué. La ligne BB′ est à son tour complètement mobile dans un plan vertical à l'aide de l'articulation de son cylindre de soutien C dans la sphère D : le degré d'obliquité qu'elle atteint sur l'horizon est déterminé à l'aide d'un autre demi-cercle placé en arrière. Toutes ces parties peuvent en outre se déplacer en toute direction de l'espace par la composition des trois mouvements d'élévation et d'abaissement de la colonnette H dans son étui I; de celle-ci à gauche ou à droite sur la barre transversale MM′, de cette dernière en avant ou en arrière sur la sagittale NN′.

Les soutiens du crâne et de la tête à examiner sont construits de sorte qu'ils permettent tout mouvement nécessaire pour obtenir l'orientation

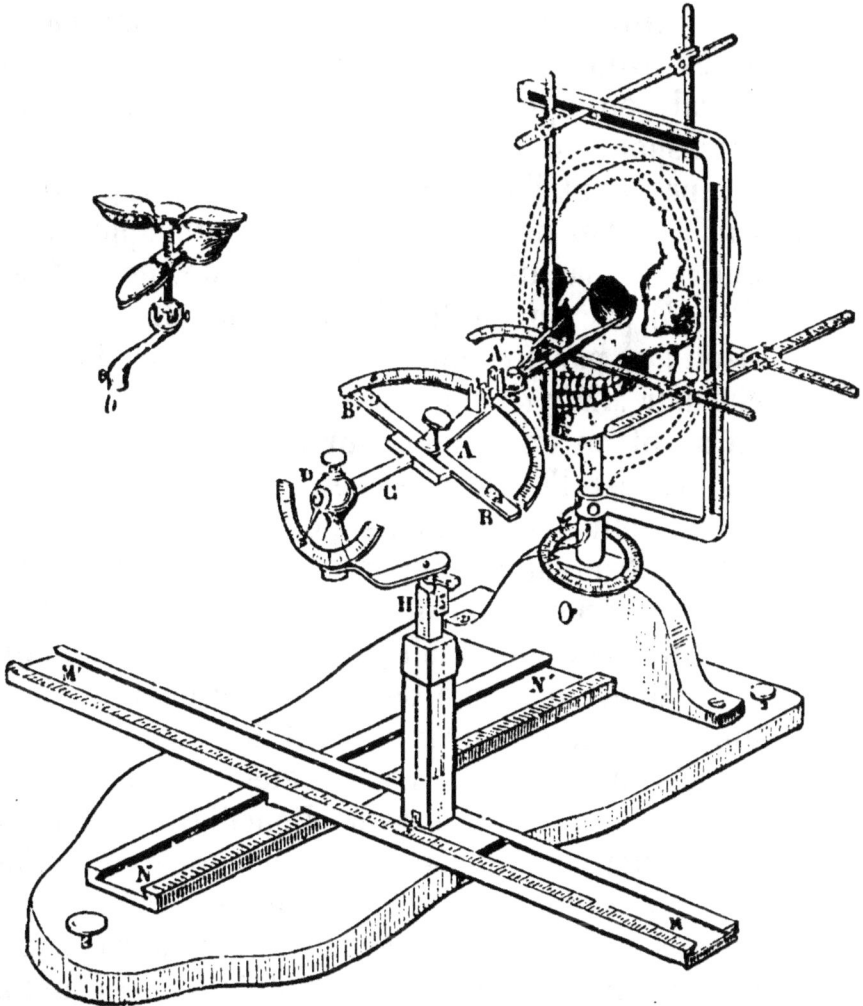

Fig. 5.

que l'observateur désire : et l'orientation même est garantie dans les directions verticale et horizontale, par le contrôle avec les branches de deux compas-glissières soutenus par une équerre métallique latérale ; dans la direction transversale elle est donnée par l'usage du clinomètre même.

On exécute pratiquement l'observation de la manière suivante. Si l'on veut, par exemple, déterminer (voir la fig. 5) l'angle d'inclinaison de l'ouverture orbitaire gauche sur le plan facial, après avoir pris la longeur du diamètre transversal, on applique sur les points anatomiques correspondant à ses extrémités les pointes du compas dont l'angle aura été biséqué auparavant par AA'. On ne pourra obtenir cette application que : *a*) par un angle γ' déterminé, de AA' sur BB' ; *b*) par un angle déterminé de BB' sur l'horizon ; *c*) par un déplacement de l'appareil à gauche sur MM' ; *d*) par un déplacement de celle-ci, en avant ou en arrière, sur NN'. L'angle γ ainsi obtenu est l'angle cherché ; les autres mesures fournissent les éléments pour d'autres importantes observations sur la construction orbitaire.

Pour l'orientation du crâne, Gaudenzi a adopté une méthode tout à fait *géométrique*, par laquelle on obtient en même temps une orientation anatomique correspondante, dont les éléments sont confiés au choix de l'observateur ; et cela dans l'idée, qu'il partage avec Benedikt, que toute orientation qui a pour base la simple direction des lignes anatomiques est par cela même soumise à une cause d'erreur fort insidieuse, c'est-à-dire aux asymétries de construction qui sont si communes dans la morphologie du crâne. En effet, si l'on pense que toute notion de symétrie de forme d'un organisme est engendrée en nous par l'égalité des rapports que ses parties homologues ou correspondantes affectent avec l'espace ; que même de ces rapports-là ont été tirées les dénominations anatomiques d'axes horizontal, vertical, sagittal, tout en admettant implicitement qu'ils puissent changer ou altérer dans le cas morphologique les relations rectangulaires qui leur sont propres en géométrie, on voudra bien convenir qu'il faut remonter à la source naturelle lorsqu'on veut obtenir une orientation fixe et sûre (1). Gaudenzi s'est servi de même de l'orientation géométrique pour en tirer la détermination de l'asymétrie; car, si celle-ci manque, les deux dispositions, *géométrique* et *anatomique* du crâne, s'accorderont parfaitement entre elles; sinon, la déviation même de la seconde par rapport à la première donnera tout simplement l'indice de l'irrégularité.

Tous les angles interceptés entre deux lignes qui aient pour extrémités des points anatomiques déterminés sont de cette manière susceptibles de mensuration, sans devoir recourir pour la plupart d'eux ni à des calculs, ni à des constructions graphiques. Tels sont, par exemple, en dehors des angles de l'orbite déjà mentionnés, les angles *faciaux* (Camper, Cuvier, Cloquet, Jacquart, Virchow, Jhering, Falkenstein, Sergi, etc.), l'angle *mandibulaire*, le *bipariétal* de Quatrefages, etc.

Une autre série de mesures, déterminables soit par de très simples formules trigonométriques, soit par une construction de géométrie élémen-

(1) Si l'on suppose que dans la figure 5, AB, représente le diamètre transversal de l'ouverture orbitaire, $x\,y$ le plan facial vertical qui passe par son angle interne, $x'\,y'$ le plan vertical dans lequel est toujours placée la verge BB' : on a alors que FD (AA' de l'appareil) est perpendiculaire à AB. L'angle γ' = angle γ, donné par la partie du demi-cercle, qui dépasse en haut la $x'\,y'$. Pour explications ultérieures voir *loc. cit.*

taire, est donnée par l'*indice de prognatisme*, par les angles *auriculaires* (Broca), par l'angle *occipital* (Daubenton, Broca), par le *basilaire* (Broca), par les angles et les triangles *naso-faciaux* (Virchow et Welcker, Vogt), le *corono-facial* de Gratiolet, etc.

On peut aussi, à l'aide du simple craniostate que j'ai indiqué, prendre toute mesure linéaire soit directe, soit de projection, de la face et du crâne, comme, par exemple, les *rayons auriculaires* de Broca.

Par la composition des deux espèces de mesures, linéaire et goniométrique, on peut arriver à la construction de *diagrammes polygonaux* analogues à ceux de M. Welcker, en multipliant à volonté le nombre de leurs côtés.

Comme on voit, les seules longueurs périmétriques resteraient ainsi indéterminables si l'on ne pouvait y remédier par le cathétomètre de M. Benedikt qui a pour but de déterminer les centres et les rayons géométriques auxquels se rapportent les arcs de cercle dans lesquels (selon les idées du savant maître de Vienne), doit même être décomposé le périmètre d'une section quelconque du crâne. Car, si l'on pense que toute direction de la verge bissectrice AA étant toujours perpendiculaire à la distance interceptée entre les deux branches du compas clinométrique, elle est aussi perpendiculaire à la tangente en un point donné d'un arc quelconque de la circonférence crânienne, dont celui-ci touche les extrémités ; si l'on veut bien considérer qu'on peut déterminer par cette manière les tangentes à tous les points successifs de la même circonférence aussi bien que leurs mutuels rapports angulaires, on concevra aisément la possibilité de construire par là l'*évolue* (ligne des centres) de la section donnée. On peut faire cela, comme M. Gaudenzi l'a montré, soit à l'aide d'une construction graphique fort simple, soit par l'usage des formules trigonométriques élémentaires qu'il a données. Je veux ajouter que les résultats auxquels il est arrivé par cette méthode, correspondent à ceux déjà obtenus par M. Benedikt, et que même la construction graphique faite à l'aide du compas et de l'équerre sur les résultats donnés par le clinomètre est susceptible d'une exactitude presque parfaite, comme il a pu le constater en la confrontant avec le moule des courbes crâniennes pris avec un ruban de plomb (Marcé).

On peut aussi obtenir à l'aide du clinomètre et du craniostate qui lui est adjoint les plus rigoureuses mesures angulaires et linéaires des asymétries faciales et crâniques.

En résumé, voici donc les avantages de cet appareil :

1° Orientation géométrique absolue du crâne;

2° Mesures de longueur directe, de projection, et même périmétriques en rapport au plan médian, aussi bien que comparativement sur les deux côtés du crâne;

3° Construction mathématique rigoureuse de certains faits géométriques de la morphologie crânienne.

L'appareil est également applicable au crâne nu, comme à la tête, tout en faisant naturellement les réserves qui sont toujours inhérentes à celle-ci.

V. Cathétomètre de Benedikt. — Benedikt, nous l'avons vu, mesure (1) les crânes avec un ensemble d'instruments cathétométriques dans le double but, écrit-il, d'en *obtenir les mesures de projection* et de mieux les orienter ; il se sert d'un cranio-fixateur pour fixer le crâne qu'il veut mesurer et pour le tourner librement dans le sens des trois dimensions ; et pour cela il faut, selon lui, que l'axe anatomique ne coïncide pas, dans sa fixation, avec l'axe du cranio-fixateur, car les axes anatomiques, en général, ne correspondent pas à l'axe idéal cathétométrique du crâne.

Le dernier doit être complètement perpendiculaire sur le plan médian, pendant que l'axe auriculaire sur la majorité des pièces est oblique.

Le plan idéal, je cite ses paroles, doit être dessiné sur l'objet.

On y arrive en fixant le crâne sur sa partie latérale, et en le tournant après sur le fixateur jusqu'à ce que le plan soit horizontal, et on dessine alors l'épigraphe, qui est aussi visible sur la figure, ce plan sur le crâne.

Un autre plan naturel de projection, c'est le plan visuel, que le génie de Broca avait trouvé, mais il fixe ce plan à l'aide de son cathétomètre, comme on voit dans la figure (fig. 6).

Ces instruments cathétométriques sont parallèles aux axes et aux plans de projection naturelle de l'objet.

Ainsi, par exemple, le compas glissoire a une branche qui est représentée dans la figure par le

_____

(1) Benedikt, *Kraniometrie und Kephalometrie, Vorlesungen,* Wien u. Leipzig, 1888, e Benedikt-Kéraval, *Manuel technique et pratique d'Anthropométrie cranio-céphalique,* Paris, 1889.

téodolithe et par l'épigraphe, doit avoir un mouvement exactement vertical pour mesurer les différences de hauteur.

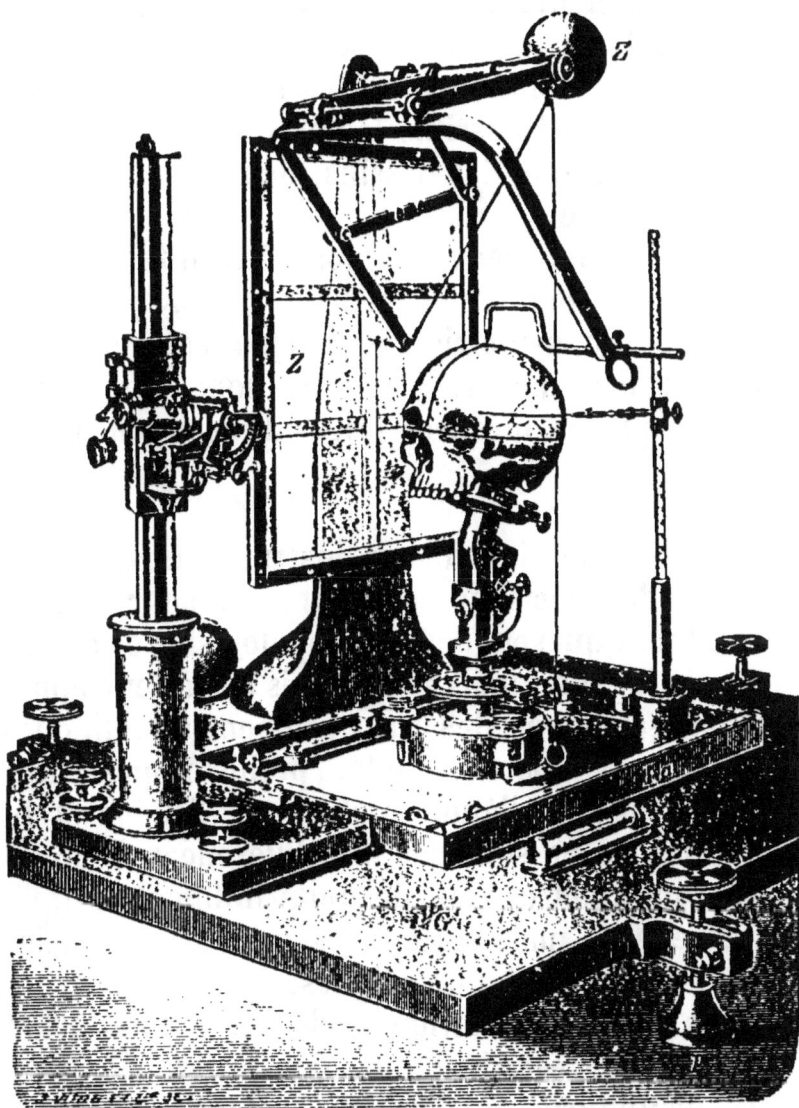

Fig. 6.

Pour mesurer celles de longueur et de largeur des surfaces du crâne, le compas glissoire,

comme le téodolithe, doivent être mobiles le long de châssis, qui sont ou parallèles au plan médian du crâne, ou perpendiculaires sur ce plan.

Un complément très important de ces instruments est un appareil stéréométrique, dont les plans soient complètement parallèles à des châssis ; alors il est possible (comme on voit dans la figure) d'obtenir des dessins identiques aux sections du crâne.

Ces dessins peuvent alors être utilisés pour trouver les lois de construction, pour juger les relations de symétrie de chaque côté, et pour prendre des mesures qui ne sont pas moins exactes que les mesures prises directement par le cathétomètre.

J'ai fait mention de ces instruments cranimétriques de précision pour faire honneur à leurs inventeurs qui sont des anthropologistes criminels très distingués ; mais je ne crois pas à leur application, sauf dans des cas purement scientifiques (des crânes, par exemple, préhistoriques très rares) ; car pour l'étude pratique de l'aliéné et du criminel, ce ne sont pas des différences de quelques millimètres ou de demi-millimètres qu'il faut relever, mais surtout les grandes anomalies pathologiques et atavistiques, dont l'excès des études anthropométriques détourne tout à fait l'attention ; c'est ainsi que des anthropologistes très distingués qui connaissent bien la hauteur et la largeur des tibias et des mâchoires de milliers d'hommes, confondent la fossette occipitale moyenne avec le trou nourricier du crâne, et qu'ils nient les anomalies craniennes de Charlotte Corday qui sont cependant si évidentes.

VI. Ergographe du professeur Mosso. — Mosso a inventé un instrument qui sert à donner le tracé de la force dont le dynamographe ne nous donnait qu'une idée tout à fait incomplète.

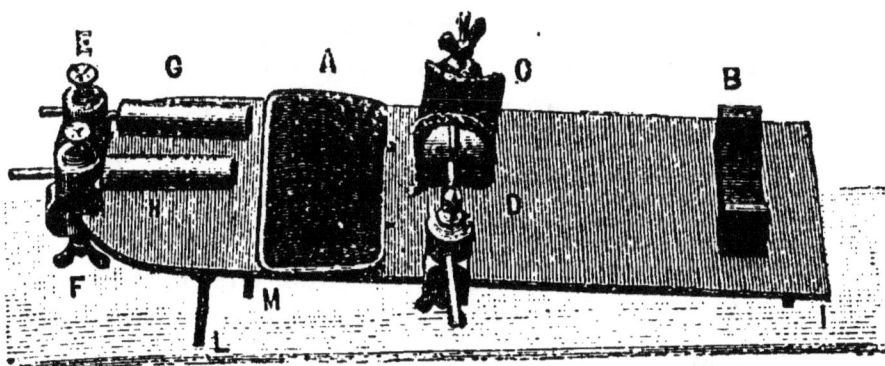

Fig. 7.

Cet *ergographe* se compose de deux parties : l'une qui tient la main fixée, l'autre qui inscrit les contractions. L'appui fixateur (fig. 7) est constitué par une plate-forme de fer longue de 50 cent., large de 17, dont les parties essentielles sont constituées par deux coussinets (A et B); sur l'un d'eux (A) pose le dos de la main, et sur l'autre, légèrement creusé en forme de gouttière (B), appuie l'avant-bras, et par deux autres coussinets (C, D) qui fixent le poignet. La main est fixée, dans sa partie antérieure, au moyen de deux tubes en cuivre (G, H), qui ont une lumière intérieure, variant selon la grosseur des doigts; dans les deux tubes, on introduit l'index et l'annulaire; et dans l'espace qui reste libre entre eux, se meut le doigt médius, à la seconde phalange duquel on passe un anneau placé à l'extrémité d'une petite corde, qui fait mouvoir l'appareil enregistreur.

Pour donner une position commode au bras qui travaille, il faut le tenir en légère pronation. C'est pourquoi la plate-forme est inclinée de 30 cent. environ vers le côté interne, et, du coude vers l'extrémité de la main, elle est légèrement soulevée d'environ 2 ou 3 centimètres : et, dans le but de changer la position de l'appui selon qu'on travaille avec le bras droit ou avec le bras gauche, la plate-forme a, par derrière, un seul pied I, sur lequel appuie l'appareil, et en avant, il y a deux pieds, dont l'un L est long de 5 cent., et l'autre M de 12. On peut faire tourner la plate-forme en portant le pied plus bas tantôt d'un côté, tantôt de l'autre, changeant ainsi son inclinaison, tantôt à droite et tantôt à gauche, selon la main sur laquelle on veut étudier la courbe de la fatigue.

La seconde partie de l'appareil est le curseur enregistreur. Il se compose d'une plate-forme de fer qui porte deux colonnettes de cuivre L, M ; elles sont faites à fourchette et portent chacune deux tringles cylindriques, qui constituent les guides du curseur métallique A, sur lesquelles il peut glisser. Dans ce curseur, il y a une ouverture cylindrique, dans laquelle on adapte un crayon avec une direction perpendiculaire et la pointe en bas, qui écrit sur un morceau de papier ordinaire D placé horizontalement au-dessous; ce morceau de papier est adapté sur une planchette métallique F, qui, d'un côté, a une petite crémaillère. L'expérimentation doit, à la fin de chaque contraction, faire déplacer de quelques millimètres la planchette, à l'aide de la pression d'un bouton (C), dont l'autre extrémité engraine avec la crémaillère placée à l'extrémité d'un levier.

Au curseur on peut adapter aussi une plume si on veut écrire les contractions sur le papier noirci d'un cylindre tournant, comme cela se pratique dans les expériences graphiques.

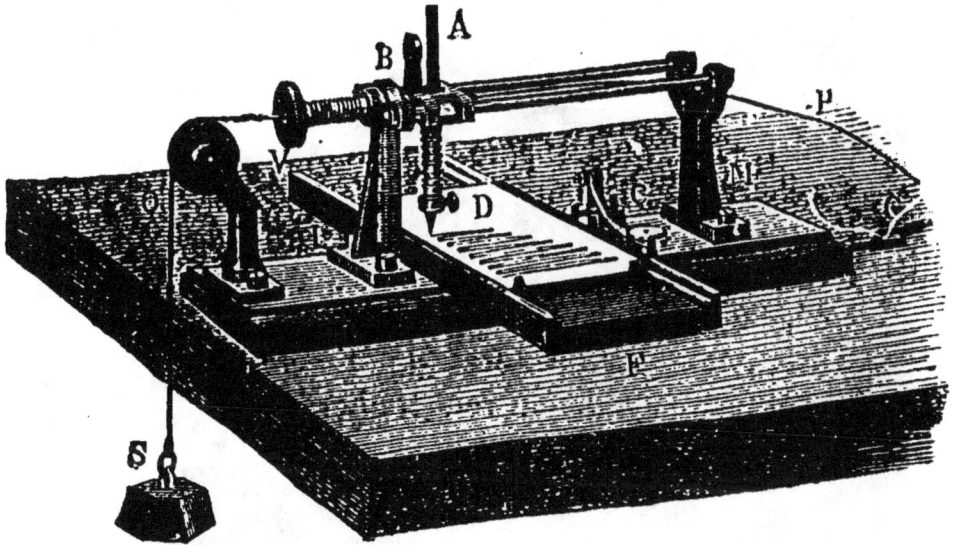

Fig. 8.

Le curseur B a deux crochets : à l'un on fixe la corde P avec laquelle on le tire au moyen de la flexion du doigt. Cette corde porte, à son extrémité, un fort anneau de cuir que l'on introduit dans la deuxième phalange du doigt médius. A l'autre crochet, qui se trouve sur la face opposée du curseur, on attache, au moyen d'une autre petite corde O, qui passe sur une poulie métallique, un poids de 2 ou 3 kilogr. ou même plus.

Pour les recherches sur la contraction des muscles, comme il faut que le muscle soit tantôt toujours chargé, tantôt non, on a mis une vis V qui peut arrêter le curseur au point que l'on désire, et décharger le muscle à la fin de chaque contraction.

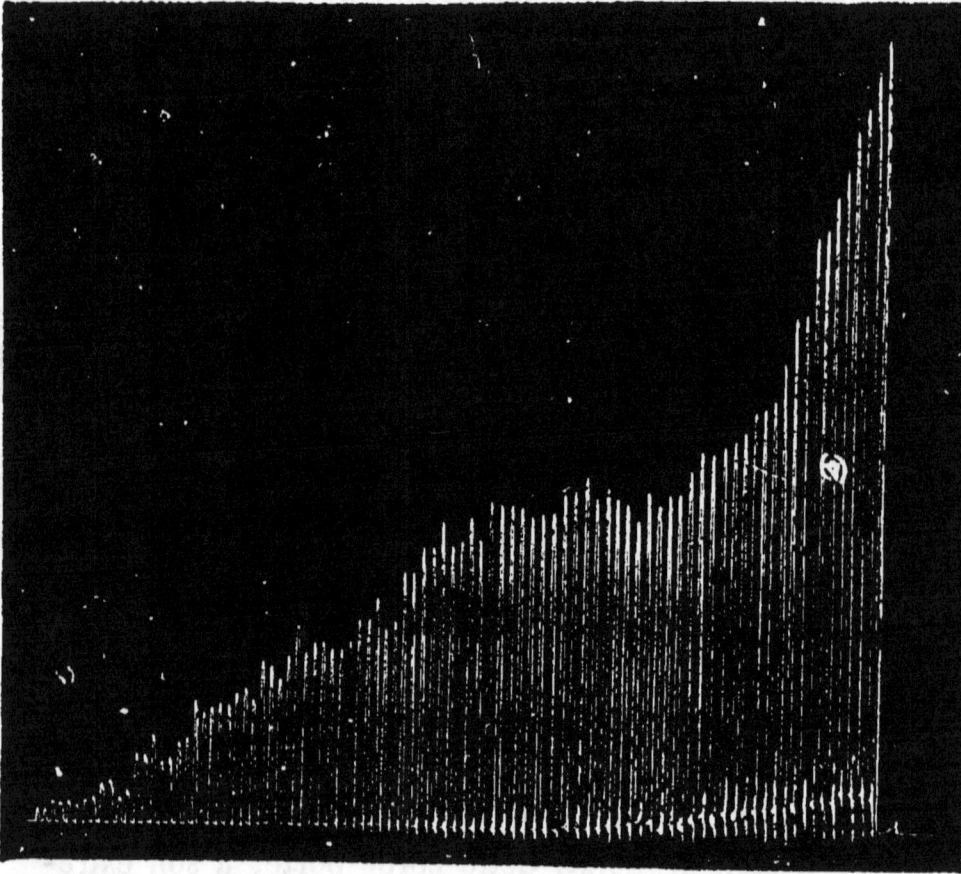

Fig. 9.

Les contractions du doigt s'exécutent suivant le système marqué par un pendule interrupteur de Baltzar, ou par une simple pendule à secondes.

La figure 9 reproduit un tracé inscrit par l'ergographe ; elle représente la série des contractions faites par le Dr Maggiora, tandis qu'il soulevait un poids de 3 kilogr. toutes les deux secondes.

On peut obtenir avec l'ergographe, non seulement des contractions musculaires volontaires, mais aussi des courbes produites par l'excitation des nerfs et des muscles. On doit recourir alors à une excitation électrique tétanisante. On fait l'application du courant sur le nerf médian ou sur les muscles fléchisseurs, au moyen de deux boutons métalliques recouverts d'une éponge imbibée d'eau légèrement acidulée. Pour les tenir fixes, on se sert de deux rubans élastiques que l'on serre autour du bras avec une boucle.

FIN

TABLE DES MATIÈRES

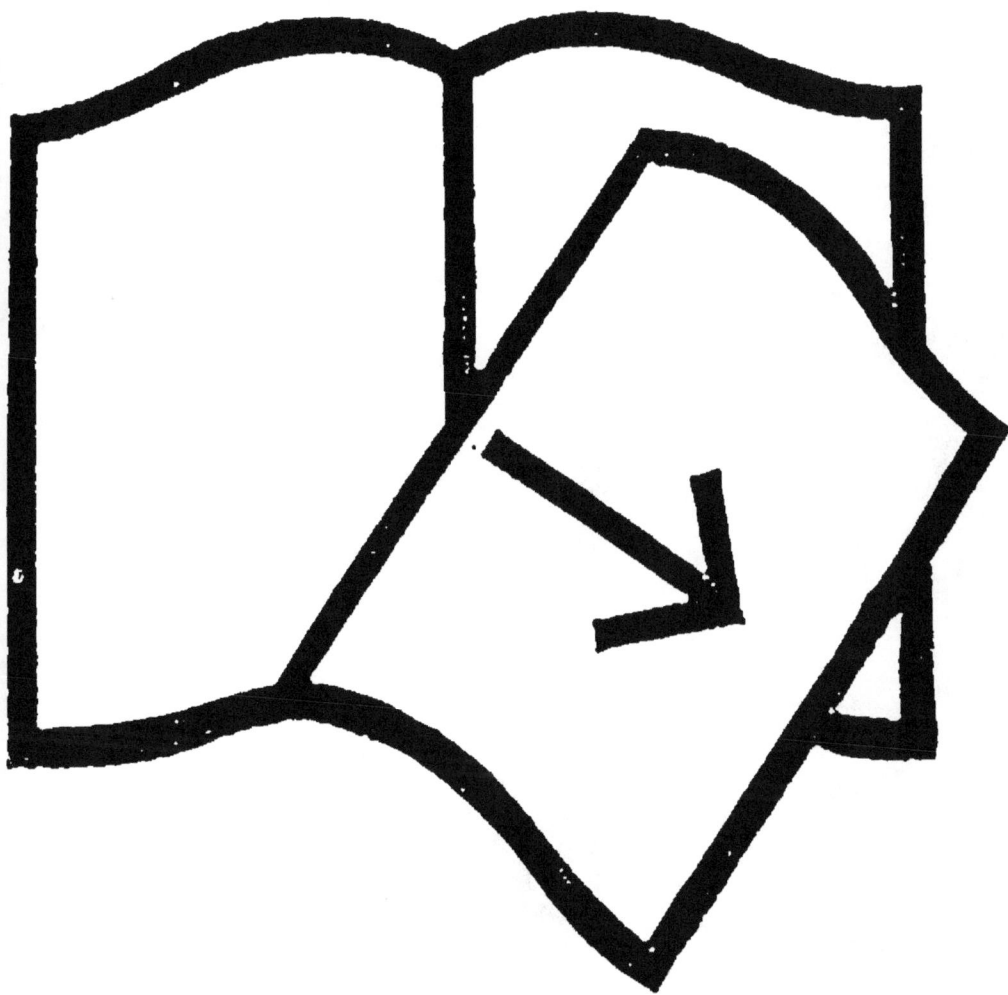

Documents manquants (pages, cahiers...)

NF Z 43-120-13

www.ingramcontent.com/pod-product-compliance
Lightning Source LLC
Chambersburg PA
CBHW072304210326
41519CB00057B/2624